指1本で「肩こり」がスッキリ消える本

生理学博士／
痛みの専門院　院長
坂戸孝志

フォレスト出版

まだ、マッサージに通い続けますか?

こんなによくなりました！

いつも首筋がパンパンにはっている状態でした。常に**頭が重い感じがあり、ボーっとしてしまう**こともしょっちゅう。マッサージに毎週通っていましたが、施術を受けている間、気持ちがいいだけで、終われば元どおり。気休め以外の何ものでもありませんでした。肩に指をあてて、上下させる（P54）だけで、それまで感じていた**頭重感から解放され、視界もすっきり**。驚きです。（60代・女性）

肩に**キリで刺されているような痛み**がずっとありました。2年くらい、総合病院のさまざまな科で診察を受け、整体にも何十万円とお金をかけてきました。腰に指をあてて、上半身を左右に動かしただけですが（P68）、痛みが和らぎました。何をしてもムダだとあきらめかけていましたが、**よくなっていく兆し**を感じています。（50代・女性）

小学生のときから、肩にはりを感じていました。整骨院やマッサージに、週に1回通うこと約10年。腰に指をあてて、上半身を左右に動かしただけで（P68）、はりが和らぎました。体がぽかぽか温まってきて、汗ばむくらいです。たったこれだけの動きで、**血流がよくなったことを実感**しています。（40代・女性）

長年、中国武術や筋力トレーニングなどに励み、体には人一倍気を使ってきたものの、**慢性的な肩こり**に悩まされてきました。30年以上腰痛に苦しんでもいたので、整骨院やカイロプラクティックにはかなり通っていました。それでもよくなることはなかったのですが、腰に指をあてて、上半身を左右に動かしただけで（P68）、首にはめられていた**重りが外れたような爽快感です**。道具もいりませんし、簡単で、誰でもできるのがいいですね。（60代・男性）

はじめに

そのしつこい肩こり、どうにかしたいと思いませんか？

マッサージ代は生きていくうえでの必要経費だから……なんて、あきらめていませんか？


「ひどい肩こりで、時々頭痛やめまいがする」

「あまりの肩こりに気分が悪くなり、吐いてしまうことがある」

「夕方になるといつもどーんと肩が重くなって、仕事がはかどらなくなる」

「高いお金を出してマッサージに行っても、すぐに肩こりが戻ってきてしまう……」


肩こりのせいで、いろいろな不自由さを感じて生活している方は多いことでしょう。

肩がこっていることが当たり前になり、肩こりがない状態なんて夢のようで想像がつかない！という方もいるでしょう。

月いちでマッサージや整体に行ったり、鍼《はり》に行ったり、湿布薬を貼ってみたり、水泳に行ってみたり、奮発してマッサージチェアを買ってみたり……皆さん、さまざまな方法で、肩こりを乗り切ってきたことと思います。

ですが、それで肩こりはなくなりましたか？　今でも定期的にマッサージに通っていたりしませんか？

仕事場でも家庭でもパソコンのある生活が当たり前になり、肩こりはこれまで以上に私たちを悩ませる「国民病」となりました。

肩こりは、実際は、病気ではなく症状ですが、肩こりのせいで食欲不振になったり、血の巡りが悪くなって内臓疾患に結びついたりすることもあります。

そんな肩こりからどうにかして解放されたい！　**根本から肩こりをなくしたい！**

そう思っている方はぜひ本書を参考にしてください。

私が２００７年に考案した**「緩消法《かんしょうほう》」を行なえば、肩こりはスッキリ改善されます！**

少し話がそれますが、実は私は、「自分ほど腰痛に悩まされた人間はいない」という変な自信をもてるほど、腰痛に苦しんだ人生を送ってきました。

そもそもは、18歳のときに事故に遭い、腰を痛めたことが発端でした。当時は会社勤めをしていたので、痛みをこらえながら無理をして仕事に行っていましたが、2週間後、動くことがまったくできなくなりました。

これが、その後14年続く腰痛との闘いの始まりでした。

最初に担ぎ込まれた病院の整形外科では、「椎間板《ついかんばん》ヘルニアだが、こんなに動けなくなることはない」という説明にもなっていない診断を受け、麻酔注射を何本も打たれて追い返されました。医師は動けない原因を教えてはくれませんでした。

その後、どこの治療院に行っても、対応はほとんど同じでした。あそこの病院がいいと聞けば行ってみる。行ってみてだめでも、また別の噂を聞けば再び行ってみる。でも、どこに行っても、腰が治ることはありませんでした。
その間も、1ヶ月に1回以上、ぎっくり腰を繰り返し、とうとう立つことも歩くこともできなくなりました。

腰が痛いだけでも、動きは制限され、仕事や家事に支障をきたします。それが、立つことも歩くこともできないとなると、誰かの手を借りずには生きていけなくなるのです。

トイレのたびに歩けない私に肩を貸し、トイレまで連れて行ってくれた家族には感謝してもしきれません。

自分の体が痛いことよりも、家族に大きな負担をしいていることのほうがつらく、迷惑をかけないようにするため、おむつをして生活していたこともありました。

会社にも行けないので退職し、自分で事業を興し、細々ながらなんとかやってきましたが、

「この痛みと一生つき合わなくてはいけないのだろうか……」

和らぐ気配のない腰の痛みに、大きな不安を感じていました。

そして最終的に、「誰もこの腰を治療できないなら、自分で治すしかない」と思い至ったのです。

そこから、人体の構造の勉強を始め、仮説を立て、自分の体で実験をして失敗……実験をして失敗……さらに失敗……を繰り返し、とうとう答えを見つけました。

怪我ではない、原因のわからない腰痛は「筋肉の緊張」が引き起こす。

痛みの原因が特定できた私は、その後さらに数年かけて、「腰痛緩消法」を開発しました。

この緩消法は、痛みと筋肉の緊張との関係について、世界ではじめてデータを取得することができ、科学的にも証明されました。日本統合医療学会においても「緩消法による痛みの軽減効果検証試験」として論文を発表することができました。

そして、多くの患者さんたちの協力もあって、「腰痛緩消法」として、世に広められるまでに至りました。

その過程で、この緩消法が、腰痛だけでなく肩こりにも応用できることが明確になりましたので、今回、肩こりに悩む多くの方々が、その痛みや不快感から解放されるようにと、肩こり解消に焦点をあて、本書を出版することになりました。

詳しくは本書の中でお話ししますが、多くの方が、自分の肩こりが実は腰の筋肉の緊張や、体の歪《ゆが》みからきていることを理解していません。

皆さんが、本書を通して根本的な原因を理解し、取り除き、肩の軽い楽しい毎日を送れるよう、心から願っています。

坂戸孝志

目次

なぜ、「マッサージ」に通い続けなければならないのか？

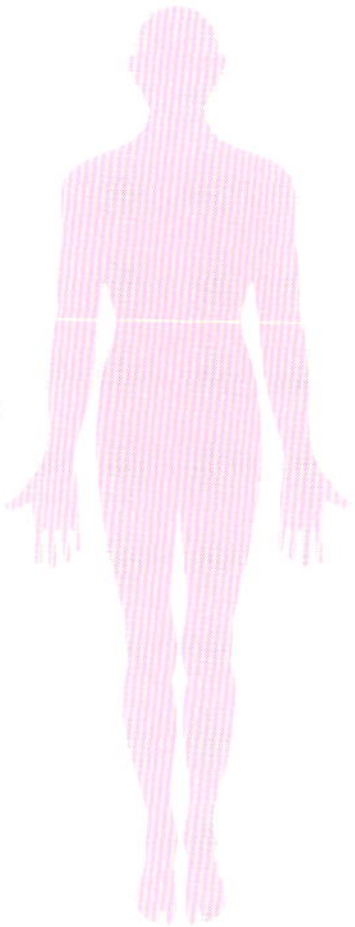

「痛みを感じない」＝「治った」ではない

肩がこっているなと感じたら、まず整体やマッサージに行くという方が多いと思います。整体師やマッサージ師の腕にもよるでしょうが、施術後はたいてい「軽くなった」とか、「スッキリした！」と感じるでしょう。

でも、2週間もすると、また肩がこってきて、「そろそろマッサージかな」となる。エンドレスですね。下手をすると、その間隔はどんどん短くなってきます。マッサージ代も馬鹿にならないけど、肩こりとは一生こうやってつき合っていくしかないのかな……半ばそうあきらめている人も多いのでは？

いいえ、肩こりは治ります。

ただ、マッサージなどは「根本的な治療ではない」というだけです。

肩こりに限らず、腰痛や膝痛などを訴える患者さんのほとんどは、痛みを感じなくなった時点で「治った」と言います。

「あそこの整体に行くと治るから、月いちで通ってるんだ」

「あそこのマッサージいいよ！　一発で治るからいつも行ってるの。紹介してあげる」

どこかで言ったり聞いたりしたことはありませんか？


この場合の「治る」とはどういうことでしょう？　「治った」のに、毎月通う。「治った」のにいつも行かなければならない。少しおかしくはないでしょうか？

これは本当に治っているといえるのでしょうか。

そう、これは私に言わせれば、「一時的に痛みが消えている」「一時的に改善されている」だけです。

原因があるからこりや痛みを感じ続けるのであって、こりや痛みを今感じないから治った、ということではありません。それはただ、とりあえず感じていないだけです。

原因自体がなくなることを、私は「治る」と考えます。

たとえば虫歯が痛みだしている場合、痛み止めを飲めば痛みはおさまるでしょう。でも、虫歯自体の治療をしなければ、痛みの根本の原因はなくなりません。単に痛み止めの薬が効いているから痛みを感じないだけです。
この場合、確かに痛みは消えていますが、間違いなく治ってはいません。

同様に、マッサージや整体も、あくまでも対症療法にすぎません。揉《も》んだり指圧したりすると一時的に血行がよくなり、スッキリした気分になりますが、筋肉に対してはまったく逆効果です（詳しくは、第3章でお伝えいたします）。

「治る」ということは、改善する程度のことではありません！「原因がすべてなくなった時点」ではじめて「治った」といえるのです。
では、その肩こりの「原因」とはなんでしょう？

「肩こりの原因」とは？

肩こりに悩む人は本当に多く、いつも、さまざまな雑誌やテレビ番組、ウェブサイトなどが、肩こり解消法を取り上げていますね。

そういった特集でよく挙げられる肩こりの原因として、デスクワークやパソコン・マウスの操作、ストレス、冷え、喫煙、歯並び・噛み合わせの悪さ、運動不足……などなどがあります。

現代では長時間同じ姿勢でデスクやパソコンに向かう仕事や作業が多く、そのせいで筋肉が固まり、血行不良が起き、肩こりの要因になってしまっていることもあるでしょう。

ストレスや冷え、喫煙も、それぞれが筋肉の緊張を引き起こすため、肩こりの要因になることもあると思います。

歯並び・噛み合わせの悪さに関しては、科学的根拠も乏しく、はっきりしたことは言えません。

確かに、歯並びの矯正治療を始めてから、肩こりがなくなってきたという方もいます。

しかし、外見的に歯並びが悪く見える方でもまったく肩こりのない方もいます。自分がいつから歯並びや噛み合わせが悪いのか、はっきりわかっていて、その頃から肩こりが始まったといえる人はどのくらいいるでしょうか?

ですから、歯並び・噛み合わせの悪さに関しては関連性は明らかになっておらず、もしかしたら要因のひとつとしてあるのかもしれない、という程度に考えておいていただければと思います。

ここまででお気づきになった方もいらっしゃると思いますが、これらのことはすべて、あくまでも肩こりの「要因のひとつ」です。「根本的な原因」に結びつく、「要因のひとつ」なのです。では、根本的な原因とはいったいなんなのでしょう?

第1章から順に、肩こりの「根本的な原因」とその解消方法についてお話ししていきます。こりや痛みの本当の原因を知れば、マッサージや整体に頼らずに、自分自身で根本的に治すことができます!

それではさっそく始めましょう!

第1章

なぜ、「肩こり」になるのか？

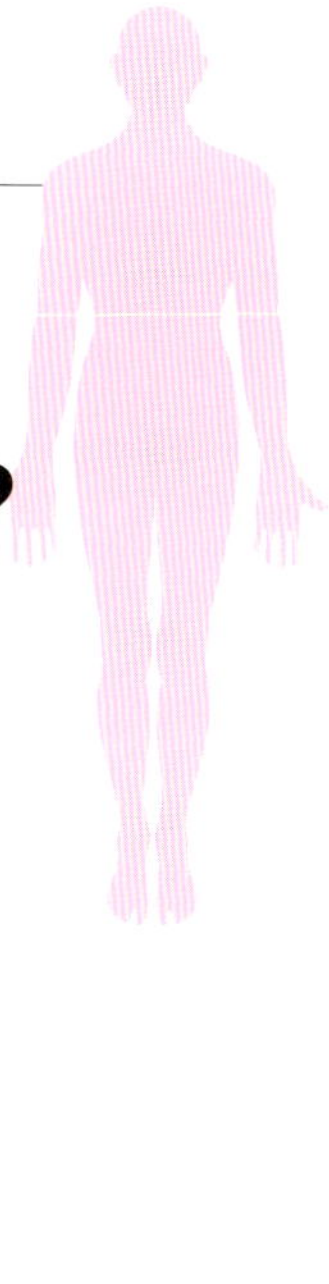

「肩・首まわりの筋肉」が緊張すると……

肩や首の周辺には、大小さまざまな筋肉があります。

後頭部から背中全体を覆う僧帽筋《そうぼうきん》（カトリックの修道士のフードの形に似ていることからこの名前がついたそうです）、首筋にあって頚椎《けいつい》と肩甲骨をつなぐ肩甲挙筋《けんこうきょきん》（肩甲骨を上に引っ張る筋肉です）、肩をまわす動作に使われるインナーマッスルの棘上筋《きょくじょうきん》、棘下筋《きょくかきん》などです（図1）。

肩こりは、これらの**筋肉が緊張して硬くなっていること**から起こります。

肩こりを解消するには、その硬くなった筋肉を軟らかくすればいいのです。

なぜこれらの筋肉は硬くなるのでしょうか。

筋肉が硬くなる緊張には、

1. 筋肉を動かすことによる緊張

2. 筋肉を動かさないために起こる緊張

の2つの緊張があります。

図1

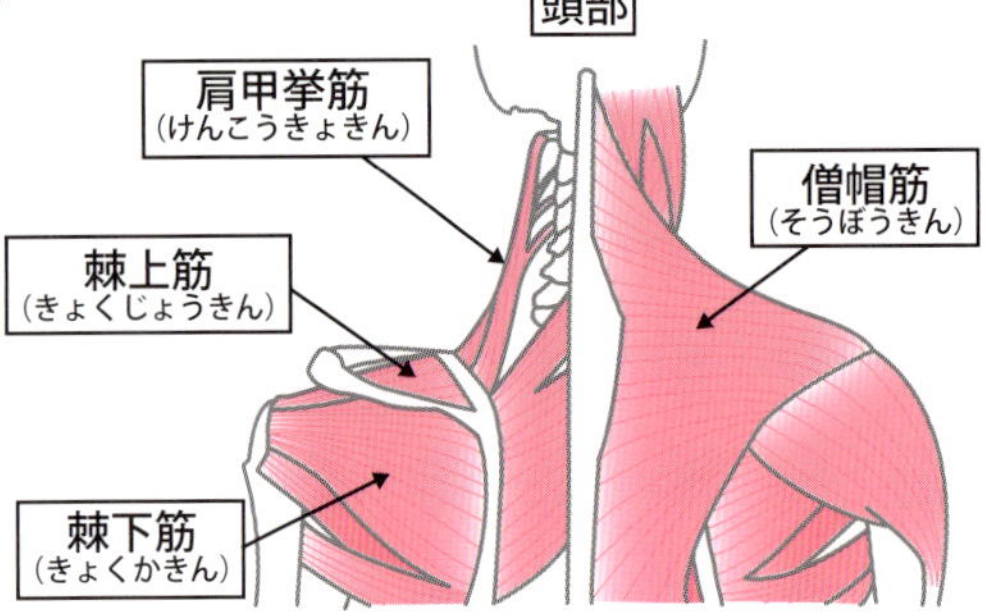

「筋肉を動かしたこと」で起こる緊張

私たちは体を動かすとき、脳からの指令で筋肉を収縮させ、動きを作り出しています。

その筋肉が運動をする際、エネルギー源であるブドウ糖と酸素が必要になります。

筋力以上の運動をしたときには、酸素の供給が追いつかなくなり、筋肉内に蓄積しているピルビン酸という物質が乳酸となって酸素の役割を代行し、筋肉を伸縮させます。

しかし、静脈から乳酸の排出が追いつかなくなると、筋肉細胞内に乳酸が滞ってしまいます。その後、乳酸は自然に排出されますが、長くて1週間程度かかることがあります。このとき、滞った乳酸により、酸素を必要量筋肉に供給できなくなることで、筋肉に痛みを感じるのです（いわゆる筋肉痛です）。

酸素の通る道が、乳酸により渋滞を起こしている状態と考えるとわかりやすいでしょう（図2）。

図2

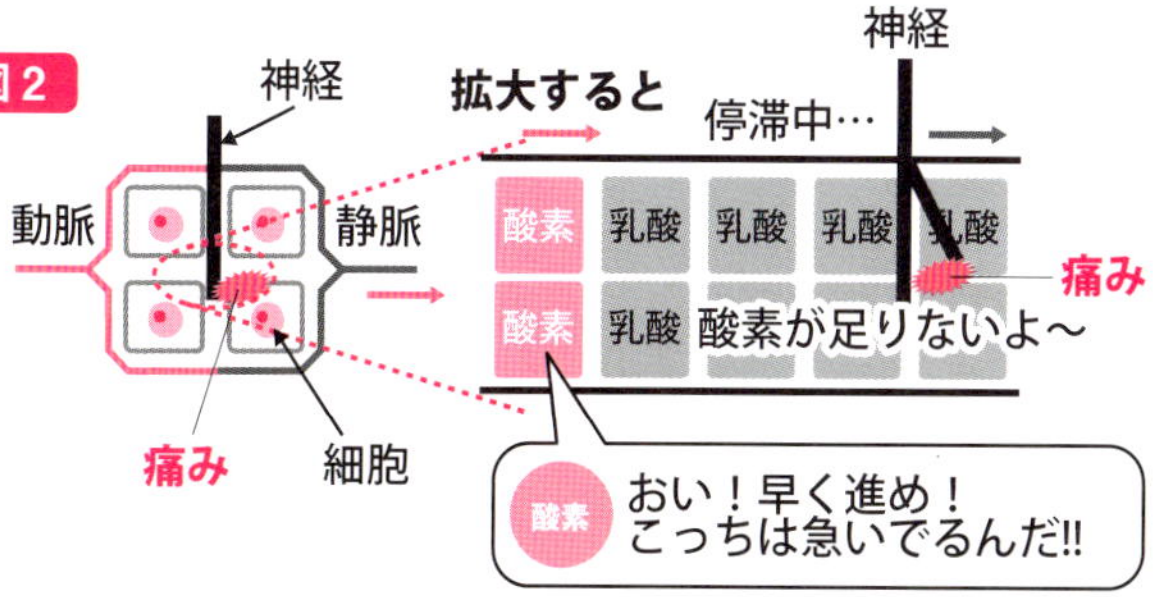

「筋肉を動かさないこと」で起こる緊張

乳酸により酸素が行きわたらない状態が、一般的に言われる慢性疼痛《とうつう》（慢性的な痛み）の原因です。**多くの肩こりも、デスクワークなどでずっと同じ姿勢をとり続け、筋肉を動かさないでいることが原因**で起こります。

同じ姿勢を続けていると、筋肉が緊張し続けて筋肉運動が低下し、細静脈、毛細血管が圧迫され、**ポンプ機能が低下して緊張成分が滞ります**（図3）。

緊張した筋肉は伸縮しづらいため、その周辺の筋肉は今まで以上の運動を必要とし、さらに緊張し続けます。緊張する筋肉の範囲（体積）は、どんどん大きくなります。まさに悪循環。

痛みは筋肉の緊張によるものですから、緊張した筋肉が多くなればさらに痛みが増えます。

図3

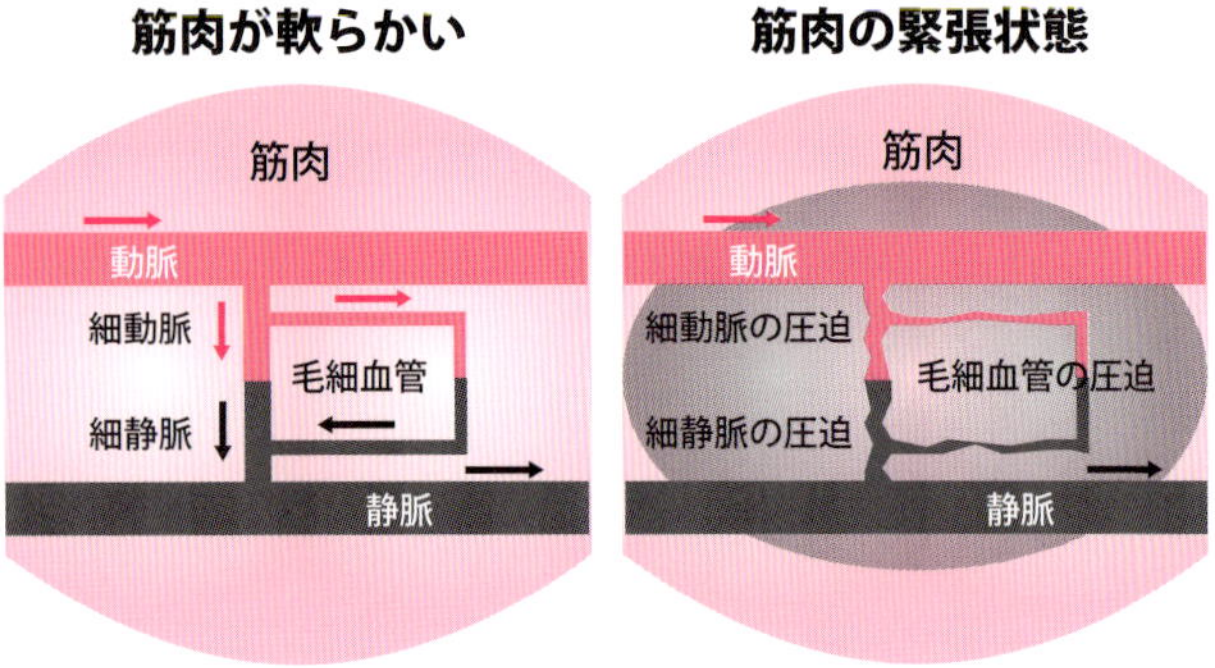

筋肉が緊張しているときの「血行」

図４

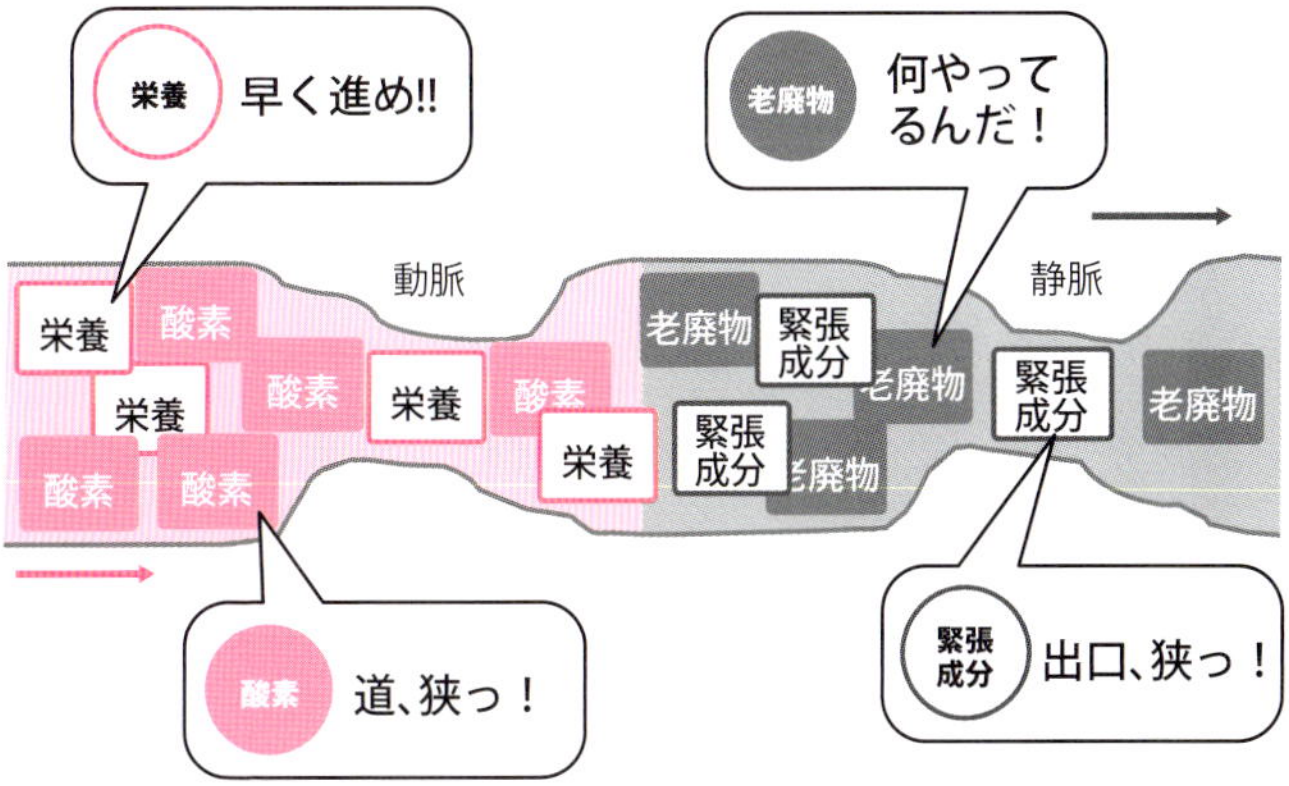

筋肉が軟らかいときは、血流は正常ですが、筋肉が緊張することにより血行不良が起こります。血液が運ばれないと、酸素不足により痛みが発生し、栄養不足からだるさを感じます。

筋肉が運動しているときは、静脈のポンプ運動が行なわれているため、老廃物や筋肉の緊張成分（主に乳酸やカルシウム）が正常に排出されますが、**筋肉が緊張し、うまく伸縮できない状態のときは、静脈が圧迫され、老廃物や緊張成分が筋肉から正常に排出されません**（図４）。

このため、筋肉はいつまでも緊張状態を維持し、痛みやこりが生じてしまうのです。

「緊張した筋肉の内部」で起きていること

「筋肉の緊張」が原因で肩こりが起こっているというのは、だいたいご理解いただけたと思います。

肩がこっているとき、肩の筋肉が緊張しているとき、緊張している筋肉の内部がどのようになっているのか、具体的にイメージできるよう図にしました（図5）。

筋肉に溜まった緊張成分は、主に乳酸やカルシウムなどです。これらが筋肉を硬くします。

肩こりや肩の筋肉の痛みを解消するには、この筋肉内に溜まった緊張成分を排出すればいいのだ、と考えてください（図6）。

図5

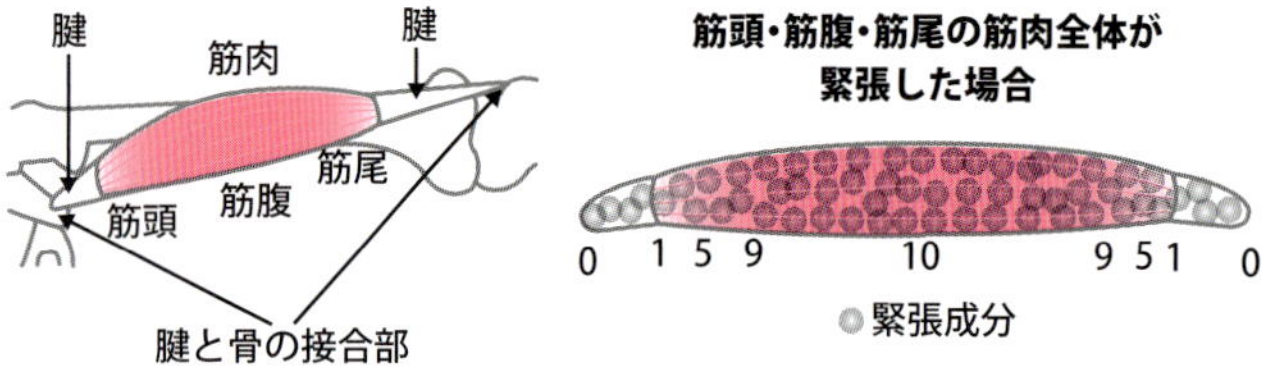

■筋肉が緊張しているとき、筋肉全体に緊張成分が滞留しています。

図6

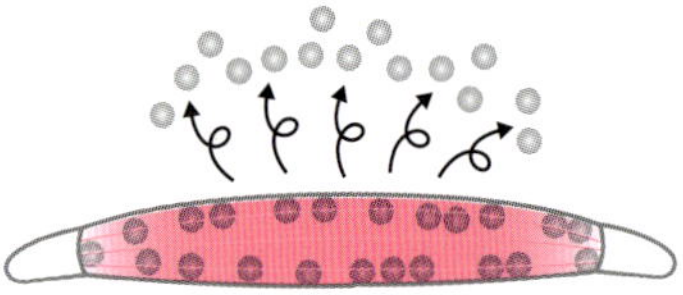

■筋肉の緊張をなくすには、この緊張成分である、乳酸、カルシウムなどを筋肉内から排出すればいいのです。

「筋肉の血行不良」が痛みの原因

筋肉の緊張が、肩こりや肩の痛みの原因となるとお話ししてきましたが、筋肉が緊張し、硬くなっているからといって、必ず痛みを感じる、というわけではありません。

緊張して血行不良が起こった場合に、痛みは出るのです。

とはいえ、筋肉が緊張し、硬くなっていても血行不良が起きない場合もあります。

筋肉の硬さの度合いと痛みの関係を図にしてみましょう（図7）。

筋肉の硬さを数字で表した場合、もっとも硬くなっている状態を10とします。

逆に、筋肉がまったく緊張していない状態（無緊張状態）を0とします。筋肉が無緊張状態の場所は、二の腕の後ろ側や、お尻のタプタプした部分と考えてください。

力を抜いた状態でつまんだときの力こぶが、3程度の緊張状態です。軟らかいと感じる方も

図７

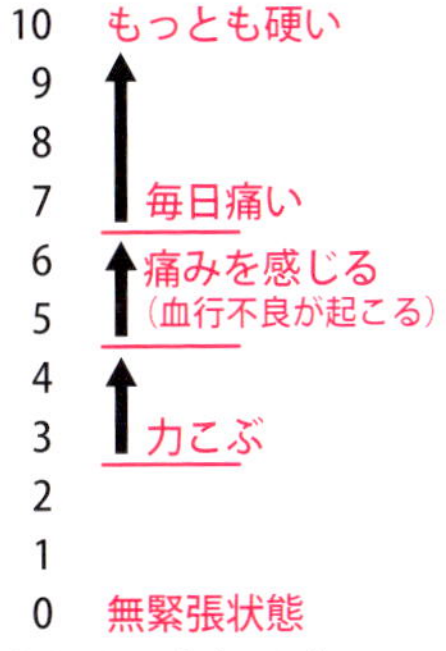

■筋肉の緊張度合いと痛みのレベル

多いと思いますが、この状態でも筋肉は緊張しています。

少し運動したあとは、筋肉がより緊張しますので、4の硬さになります。

さらに運動し、5以上の緊張状態になると血行不良が起こり、こりや痛みを感じるようになります。

7以上になると毎日痛みが続く慢性痛の状態です。このレベルの緊張の場合、揉む（マッサージ）、温める、伸ばす（ストレッチ）を行なえば、筋肉は柔らかくなり、4程度の硬さになりますが、すぐにまた緊張して7に戻ってしまいます。

硬さが10のときにマッサージなどを行なうと、悪化しますので注意してください。

このように、筋肉の緊張がある一定のレベルを超えると、血行不良が起こり、私たちはこりや痛みを感じ始めます。筋肉が緊張していても、そのレベルを超えなければ、こりや痛みを感じることはありません。

ですが、肩こりを感じなくとも、前にも述べたように緊張は広がっていきます。4の緊張もそのままにしておくと、7の緊張になってしまうのです。

「肩こり」はカンタンに消える

ここまで読んでくださった方は、肩こりをなくすにはどうしたらいいか、もうおわかりですよね。

そう、**緊張した筋肉を軟《やわ》らかくすればいいのです。**

筋肉を軟らかくするには、筋肉から乳酸やカルシウムなどの緊張成分を排出すればいいだけです（図８）。

筋肉の緊張をなくす＝筋肉を軟らかくする

これだけです。

では具体的に、筋肉を軟らかくするにはどうしたらいいのか、次からお話ししていきましょう。

図８

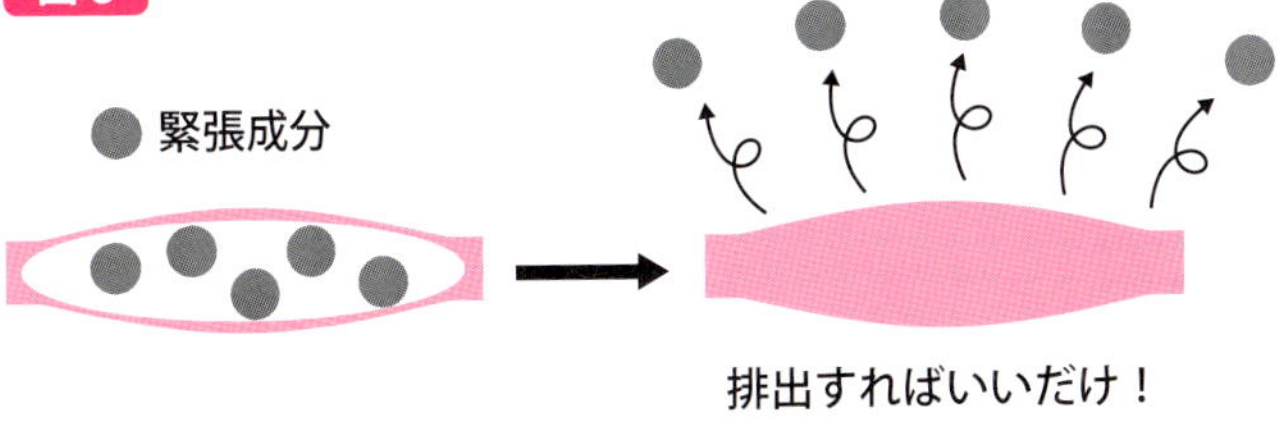

筋肉を完全に「軟らかく」する

ここまで、「筋肉をやわらかくする」というとき、「軟」と「柔」の2つの漢字を使用していました。「柔らかい」は、硬くなっている筋肉が今より少しでも柔らかくなった状態（まだ緊張はある）、「軟らかい」は、筋肉が完全に軟らかくなった状態（無緊張）です。

つまり、前述の「筋肉の緊張の度合いと痛みのレベル」に照らし合わせると、いちばん硬い10の筋肉が8の状態になったのが、「柔らかくなった」ということ。そして、硬さの度合いにかかわらず、緊張していた筋肉が0（無緊張状態）になったのが、「軟らかくなった」ということです。

前述したように、触ってみて柔らかいからといって、その筋肉が緊張していない、というわけではありません。無緊張状態の場所は、脚の付け根の上にある臀《でん》部《ぶ》（お尻）のタプタプしている部分、二の腕（P60の写真参照）などです。その部分より少しでも硬い筋肉は、緊張している筋肉といえます。

過去の医学教育では、「筋肉は常に緊張しているもの」ということが定説とされてきました。それゆえ、筋肉はある程度硬いのが当然だと思われている方も多いでしょう。しかし、実際はそうではないのです。

肩こりの原因の多くは「腰の緊張」

肩こりの直接的な原因は、肩まわりの筋肉の緊張です。しかし、肩の筋肉が緊張する原因が、腰であることも多くあります。

腰の筋肉が緊張すると、肋骨《ろっこつ》が下に引っ張られるため、肋骨周辺の筋肉がそれに耐えようとします。すると、背中の筋肉が緊張し、僧帽筋など肩の筋肉まで緊張するのです（図９）。

これが繰り返されることによって、慢性的な肩こりになります。

したがって、腰の筋肉の緊張をとることが、まずは慢性的な肩こりを緩和させることにもつながります。

図９

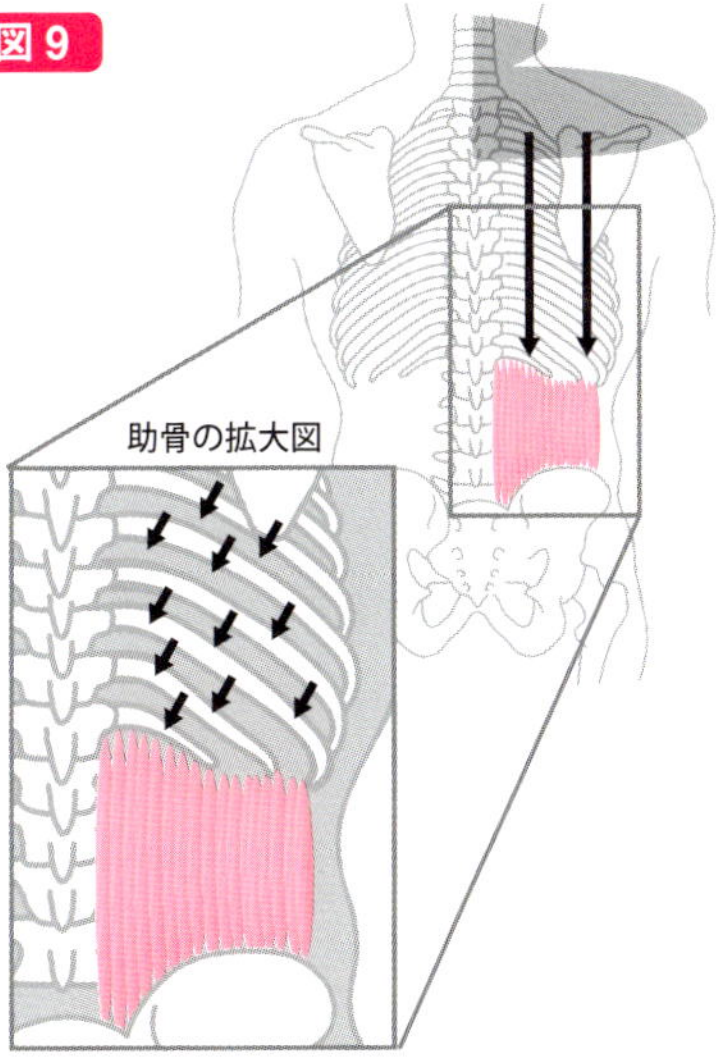

■腰の筋肉の緊張により、肋骨が下に引っ張られる。それに耐えるために肋骨周辺や背中や肩の筋肉が緊張する。

腰の筋肉は、体の中でいちばん量が多く、いちばん力がある筋肉です。根本的に完治を目指す場合には、腰の筋肉を軟らかくしなければなりません。

そのため、本書では、肩こり改善法だけでなく腰の緊張をなくすための基本的な動作も紹介していきます。

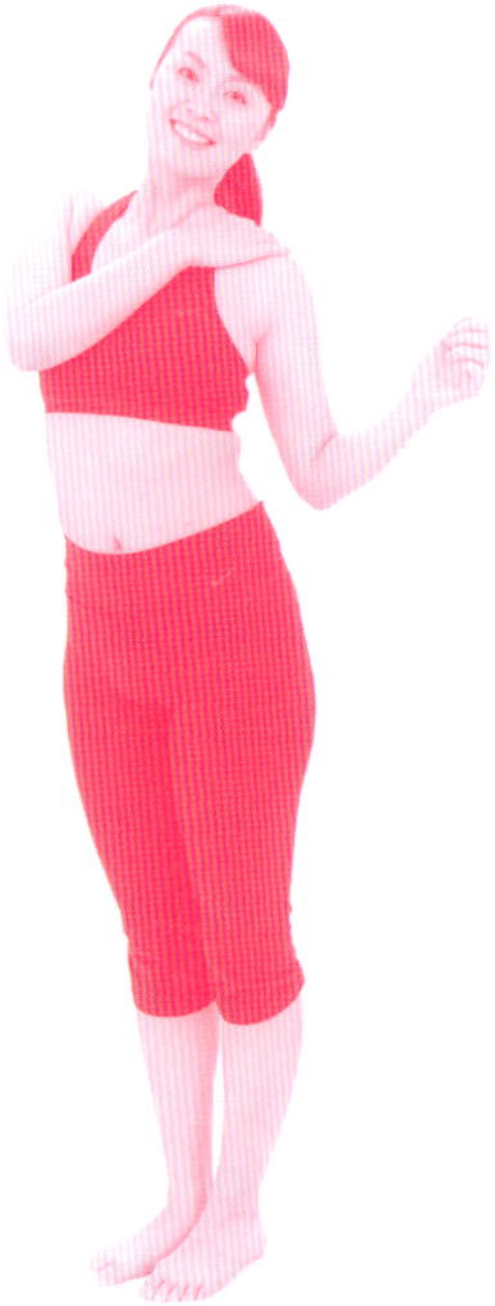

第2章

肩こりになる人の「生活習慣」

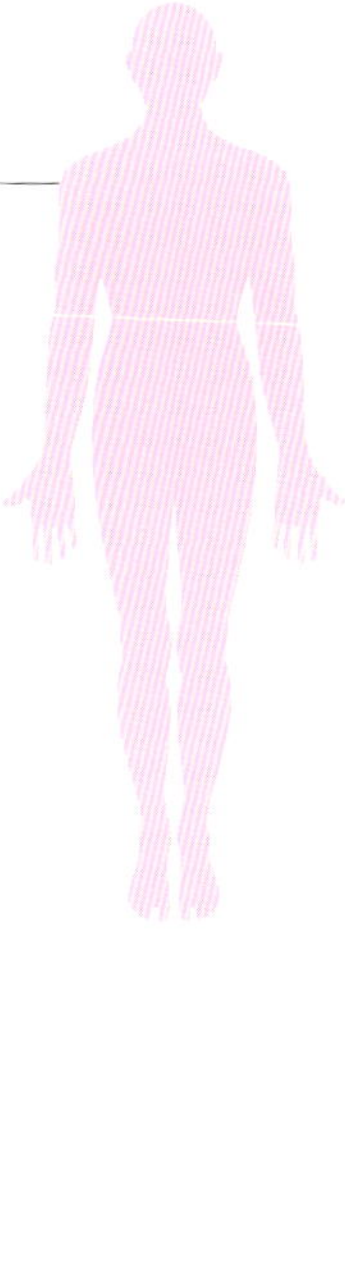

肩こりになりやすい人、なりにくい人

肩こりになるメカニズムは、もう理解していただけたと思います。

そう、肩と腰の「筋肉の緊張」が、根本的な原因なんですね。

つまり、肩こりになりやすい人となりにくい人の違いは、肩の筋肉、あるいは腰の筋肉が緊張するような行動や生活習慣があるかないかだといえます。

肩こりになりやすい人のほとんどは、「筋肉を動かさないせいで起こる緊張」で肩こりになります。普段の生活から、筋肉を動かさずに緊張させている動作や姿勢をとっているんですね。

たとえば、デスクワークやパソコンでの作業が多く、毎日、数時間は座りっぱなしだという方。座りっぱなしですから、当然、腰、肩の筋肉を動かすことはほとんどありません。自分では結構動かしているつもりでいても、実際はほとんど動いていないのです。

筋肉は、老廃物を静脈に排出しますが、人の体は、筋肉を伸縮させることで、

血液を全身に送っています。心臓のポンプの力だけでは体中に血液を巡らせることができません。筋肉を動かさないと、筋肉の老廃物や乳酸の排出が滞ってしまうため、筋肉が緊張し、痛みやこりとして認識されるようになってしまうのです。

「左右非対称の生活」が肩こりの要因？

また、肩こりになりやすい姿勢というものがあります。

＊椅子に座るときに脚を組む。
＊立っているときに、片脚だけに重心を置いている。
＊床に座るときに、左右対称でない座り方をしている。
＊ＴＶを観るとき、片側から観る。寝ながら観る。
＊かばんをいつも決まったほうの肩だけにかける。いつも決まったほうの手だけで持つ。

＊ボールを投げる、蹴るなどの動作を、利き腕、利き足だけで行なっている。
＊パソコンを使うとき、マウスを利き手だけで使っている。

左右どちらかだけの筋肉を使っていると、頻繁に動かす筋肉と動かさない筋肉が生まれ、動かさないほうの筋肉は、老廃物の排出がうまくいかず緊張が増していきます。

片側の筋肉だけが緊張し縮むと、骨格が歪《ゆが》んでいきます。すると歪んだ骨格の周辺の筋肉は、歪みに耐えるためさらに緊張するという悪循環に陥ります。

できる限り、左右対称になる生活を心がけ、肩こりになりにくい姿勢をとっていくことが肝心です。

「正しい姿勢」≠「きれいな姿勢」

よく、骨格を歪ませないために、「正しい姿勢」をとりましょう、といわれます。確かに、歪みが発生すると、筋肉が緊張しますので、肩こりにならないためには、できるだけ正しい姿勢でいることが大切です。

では、肩こりにならない正しい姿勢とはいったいどんな姿勢なのでしょう？

姿勢をきれいに見せようとするとき、多くの人は胸を張ります。

特にモデルや客室乗務員、サービス業に携わる人などは、仕事柄、「きれいな姿勢」を心がけ、胸を張っていることが多いと思います。姿勢を矯正するグッズや、補正下着などで美しい姿勢を保とうとする方もいるでしょう。

しかし、胸を張ると腰の筋肉は上に引っ張られ、それに耐えるために腰の筋肉は緊張します。それが長時間続くと痛みがでてきます。そして硬くなった腰の筋肉が肋骨を下に引っ張るようになり、肩の筋肉を自ずと緊張させてしまいます。

また、矯正器具を身につけると、常に背筋を伸ばしているので柔軟性に欠けてしまい、逆に肩や腰を痛めることにもつながります。補正下着も体をしめつけるので血行を阻害し、けっして体にいいとはいえません。

見た目がきれいだからといって、それが必ずしも正しい姿勢であるとはいえないのです。

正しい姿勢を「肩や腰に負担のかからない、痛みのでない姿勢」と定義すると、つむじに糸をつけ、真上から引っ張られているように立った姿勢が、本当に正しい姿勢です。

体のバランスがとれ、いちばん負担がかかりません。

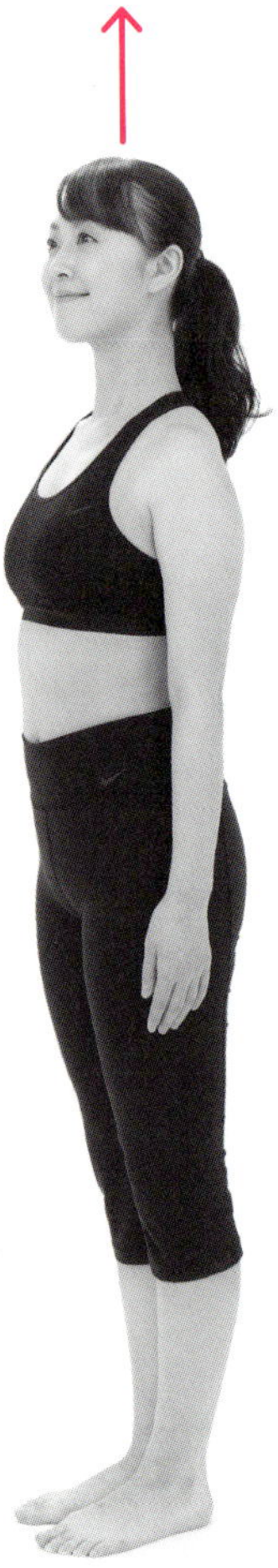

第3章

なぜ、「緩消法」が肩こりを消すのか？

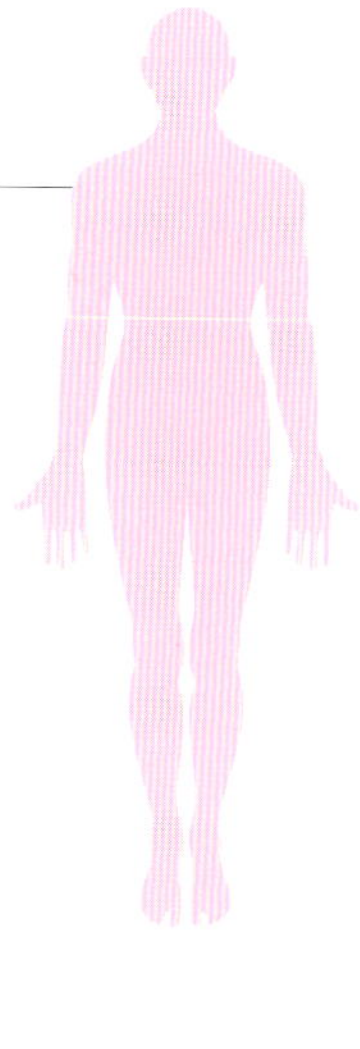

筋肉はとにかく「軟らかく」する

肩こりの原因は筋肉の緊張にあり、緊張には、「肩の筋肉の緊張」と「腰の筋肉の緊張」の2種類があるということをお話ししました。

そうした**筋肉の緊張を、悪化させずに安全に軟らかくする方法が、「緩消法」**です。では、実際「軟らかくなる」ということはどういうことなのでしょうか？

たとえば、軟らかくなった腰の筋肉は、次ページの図10と写真のように、10㎝も指が入ります。

腰に指をあててみるとわかりますが、痛みや不快感を伴うほど筋肉が緊張している場合、外側までかなり硬くなっているので、指は奥まで入っていきません。

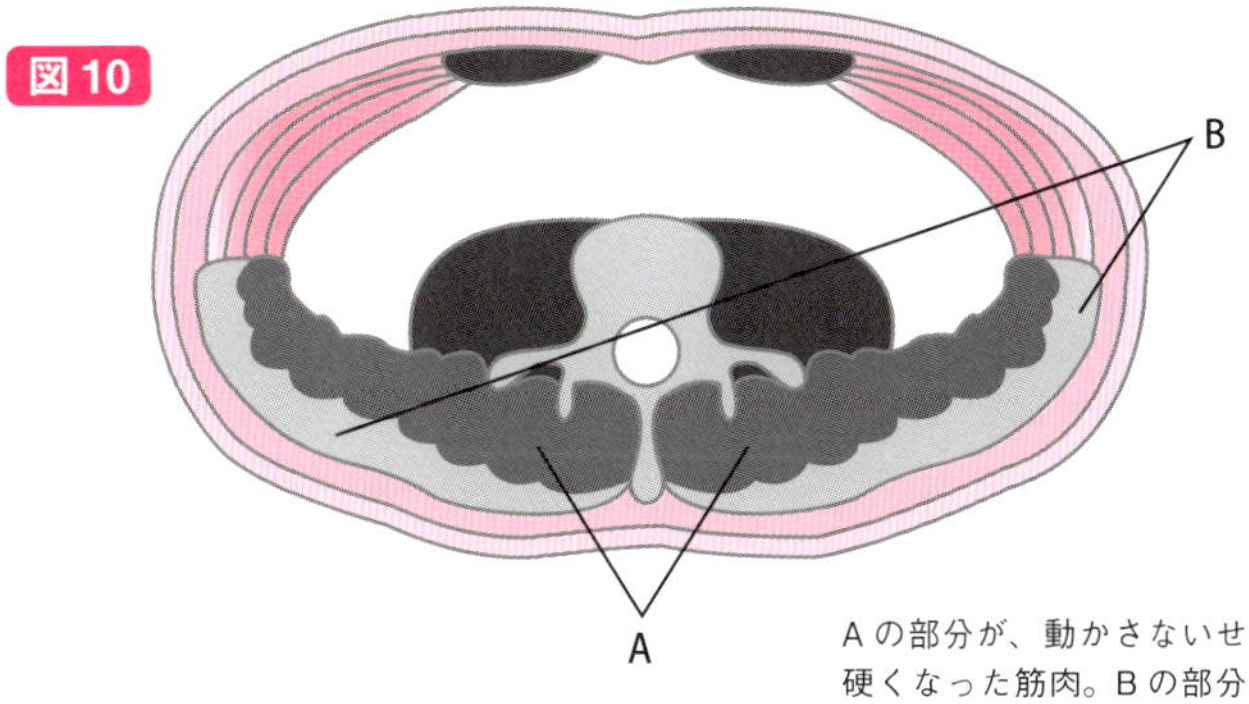

Aの部分が、動かさないせいで硬くなった筋肉。Bの部分が動かして硬くなった筋肉。この状態では、指はBの位置で止まってしまいます。

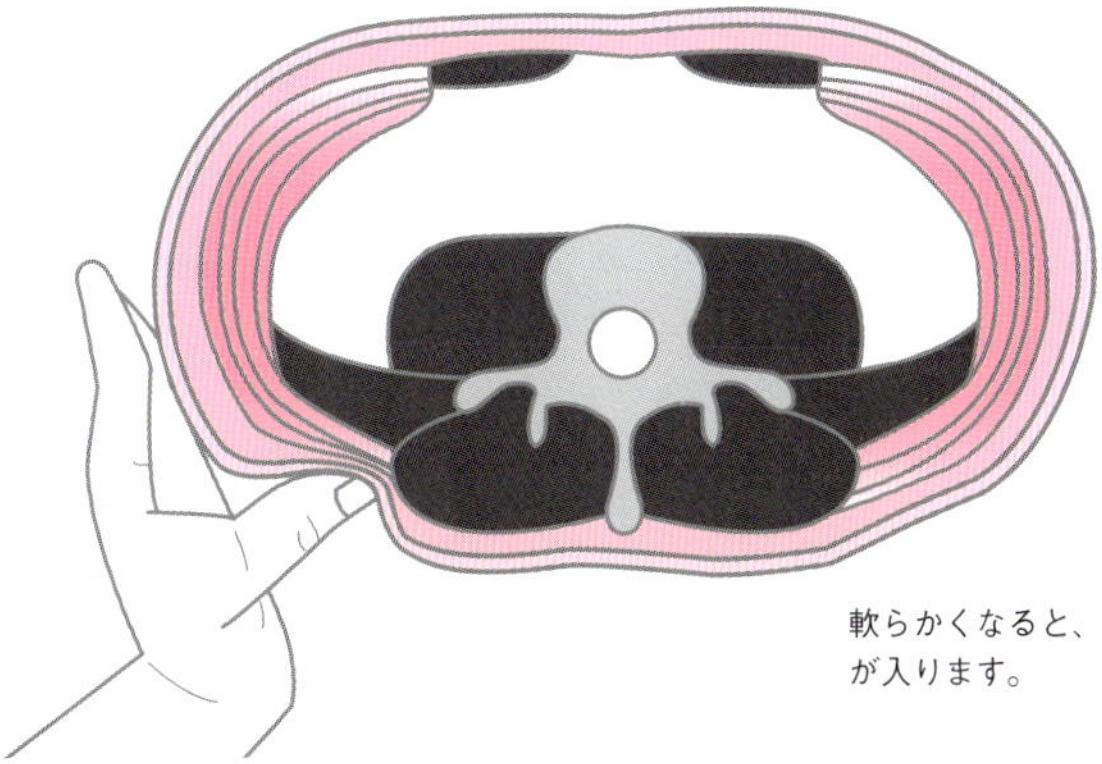

軟らかくなると、10cmくらい指が入ります。

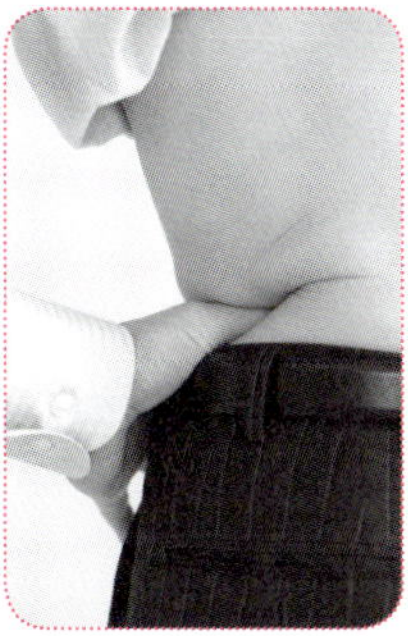

どんな硬い筋肉でも、緩消法でこのように軟らかくなります。（著者本人）

「安易な方法」が症状を悪化させる

緩消法について説明する前に、なぜ緩消法なのか、なぜこれまであった方法ではいけないのか、お話ししたいと思います。

正確な知識なしに、むやみに自分で肩や腰の筋肉を治そうとすると、逆に悪化させてしまうことがあるからです。

序章でも少し触れましたが、一時的に肩こりが解消されるからといってマッサージに通い続けると、筋肉に深刻なダメージを与えてしまうこともあります。

特に次のようなことはしないように注意してください。

×揉む

一般的に筋肉を揉むことをマッサージといいますが、**緊張した筋肉を揉むことで、逆に筋肉が反発し、さらに硬くなってしまいます。**ひどいときは炎症が起こることもあります（揉み返し）。二の腕など、本来は軟らかいはずの部分までも硬くなっているときは、マッサージのしすぎを疑いましょう。

×叩く

筋肉を10回以上連続して叩くと、緊張した筋肉は反発を起こし、さらに硬くなります。マッサージと同じです。長く肩叩きをして痛みが増したことはありませんか？　筋肉が反発してさらに緊張するとそうなります。

×強く押す

これも、揉む、叩くと同様です。緊張している筋肉を強く押すと、筋肉は激しく反発し、さらに硬くなります。特に腰痛など、痛みのある箇所で行なうのは、絶対にやってはいけない、いちばん危険な方法です。

×伸ばす

伸ばして軟らかくなるのは、使って緊張した筋肉の場合です。運動後の筋肉痛の状態のときに有効ではありますが、慢性的に痛みのある筋肉に無理に行なうと悪化することもあります。ですから、ストレッチを行なう際は注意が必要です。

△温める（温熱療法・温泉）

冷えからくる緊張には、温めるのが有効だと思いがちですが、温めても、表面から1㎝程度の筋肉しか軟らかくなりません。筋肉の構造上、深部まで熱が伝わりませんので、気休め程度にしかなりません。

△鍼・お灸《きゅう》

鍼やお灸で多少痛みは軽くなりますが、筋肉が根本的に軟らかくなることはありません。悪化はしませんが、改善もしないと考えてください。

×湿布

湿布は、「筋肉がこわばる」「腰痛」「発熱」といった副作用があります。痛みは和らぎますが、その場しのぎなだけで、実際はさらに筋肉を硬くします。

×血行促進剤

筋肉が緊張しているとき、筋肉内の血管は圧迫された状態です。そのため、血管が細くなっていますので、血行促進剤などを飲んでも効果は期待できません。血管が圧迫された状態で、血流を増やすために無理に圧を上げると、最悪の場合は血管が破裂してしまいます。

これらのほとんどは、皆さんがこれまで効果があると信じてきたものだと思います。

もちろん、あまりにも肩こりがひどいときは、急場をしのぐために揉んだり叩いたりし、少しでもこりを和らげようとすることもあるでしょう。

ですが、それでは根本的な解消にはなりません。

「緩消法」で痛みしらずの体になる

長年患った腰痛を治すため、私は実験と研究を重ね、試行錯誤し、「腰痛緩消法」を考案しました。

どんな治療を受けても腰痛や下半身の痺《しび》れがとれなかった3000人以上の患者さんたちにご協力いただき、生み出すことができました。

「緩消法」をひと言で表すと、痛みや痺れ、こりを感じる箇所に指を軽く添え、指を添えた部分の筋肉を伸縮させる（動かす）、ただこれだけです。

緩消法では、薬や道具をいっさい使いません。筋肉を軟らかくする段階での揉み返しもありませんし、**一度軟らかくした筋肉は、激しい運動後の筋肉痛など一部を除いて、再び硬くなることもありません。**安全に筋肉内の乳酸を排出できる方法です。

つまり、緊張した筋肉を副作用もなく確実に軟らかくすることができるのです。

緩消法は毎日欠かさずに行なわなければならないものではありません。

人によりますが、**たった1回、たった1日で腰の痛みや痺れが消え、二度と再発しない**方法です。

次章からは、いよいよ緩消法を肩こりに応用していきます。

また、第1章でも述べたように、肩こりの原因は、腰の筋肉の緊張からきていることがほとんどです。そのため、第5章では、腰の筋肉の緊張をなくす、本来の「腰痛緩消法」も簡単にお伝えしたいと思います。

緩消法は、老若男女を問わず、誰でも簡単に行なえます。

自分の痛みは自分にしかわかりません。自分の状態をきちんと把握しながら、無理をせずに筋肉を軟らかくしていきましょう。

第4章

「肩こり緩消法」を始めよう

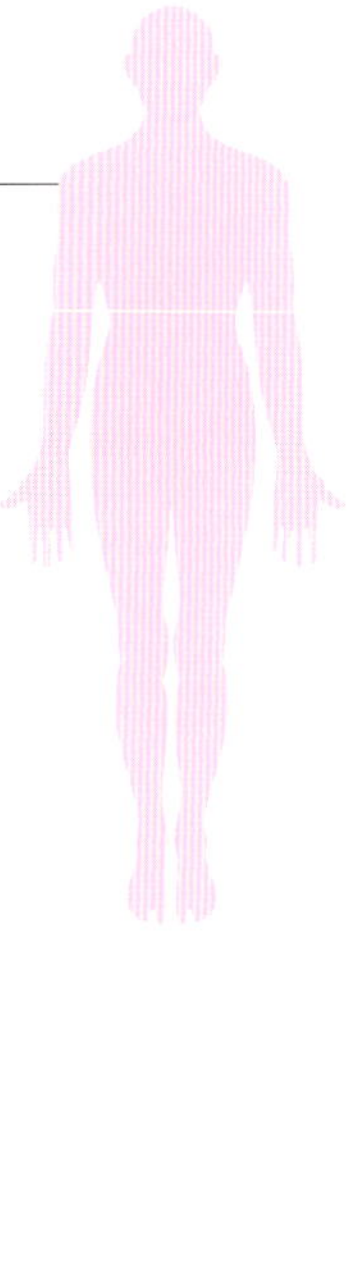

「肩こり緩消法」を始める前に

この章では、実際に緩消法を用いて肩の筋肉の痛みを取り除いていきます。
この方法は、２００７年に私が考案した、安全に筋肉内の緊張成分を排出する「腰痛緩消法」を応用したものです。「腰痛緩消法」については、第5章「腰まわりの筋肉を軟らかくしよう」をご覧ください（詳細を知りたい方は『9割の腰痛は自分で治せる』（中経出版）を参照してください）。

また、この方法は、肩こり改善のためのものです。細胞組織の知識、理解のないまま別の部位で行なうと悪化します。筋肉の構造が各部位で違いますので、安易に行なわないようにしてください。

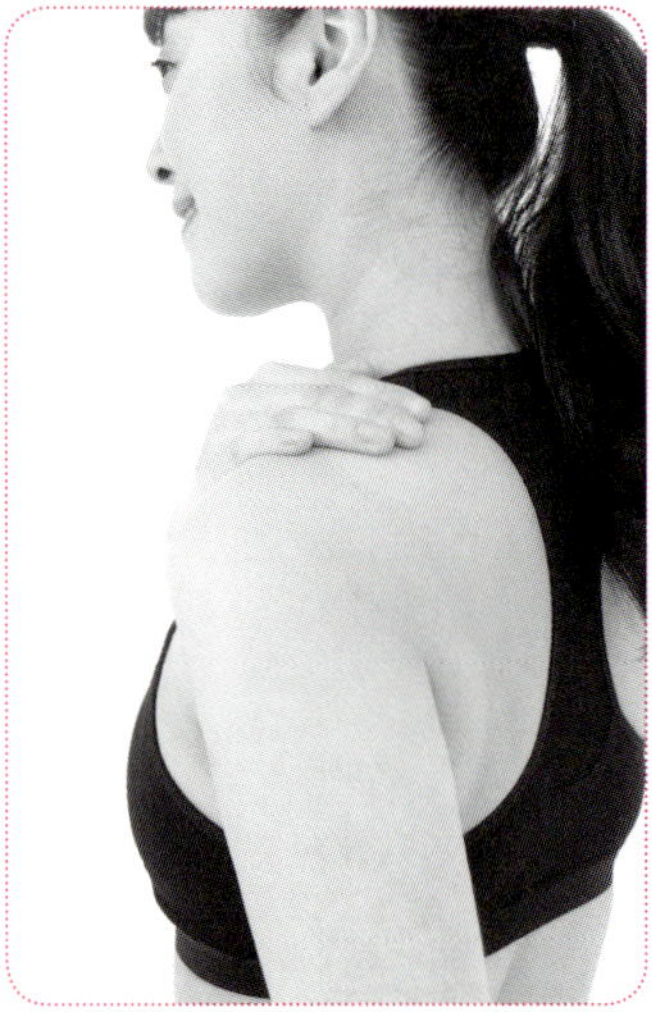

正しい指のあて方①

緩消法は、筋肉の硬い箇所に指をあてて行ないますが、その指のあて方に注意が必要です。

指をあてる強さは、**「軽く」**です。強さの目安ですが、「赤ちゃんの頬に触れる程度」といえばわかりやすいでしょうか。ほとんど**「添えている」といってもいい程度**です（図11）。

マッサージや指圧のように揉んだり強く押したりすると、さらに筋肉は緊張して硬くなり、悪化を招きます。

図11

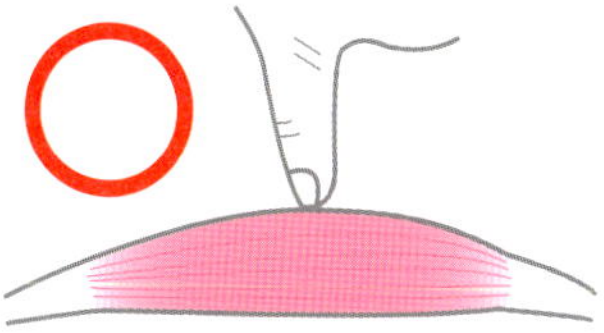

▲緊張した筋肉を軽く押す。指先をあてている、添えているだけ。

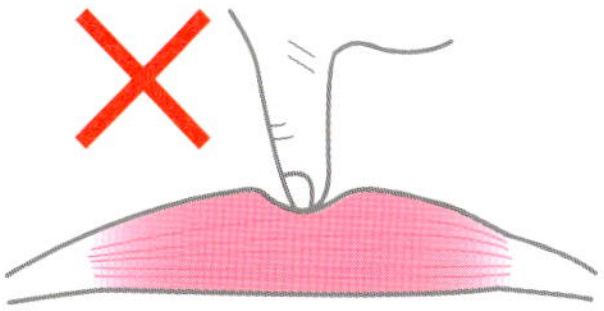

▲強く押しすぎると、「痛気持ちいい」「効く」「効果がありそう」と感じるが、実際はさらに緊張し、悪化する。

正しい指のあて方②

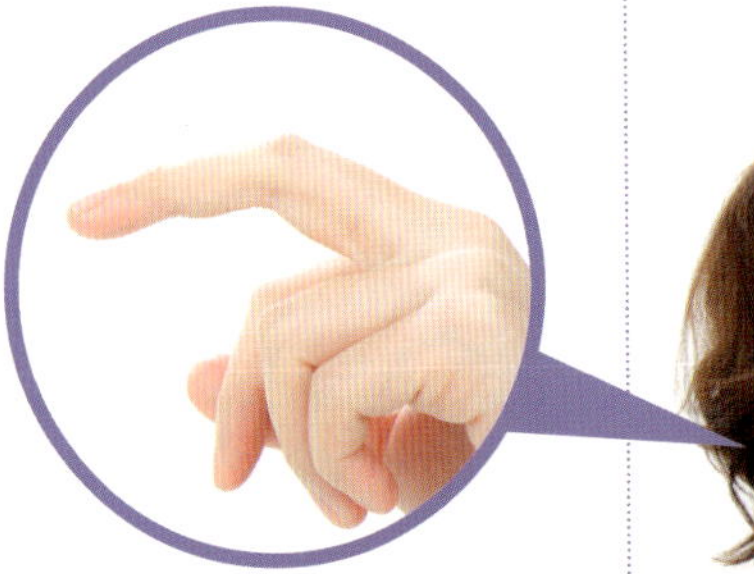

▲指先を垂直にあてるか、もしくは図 12 のように指の腹を利用しても OK。

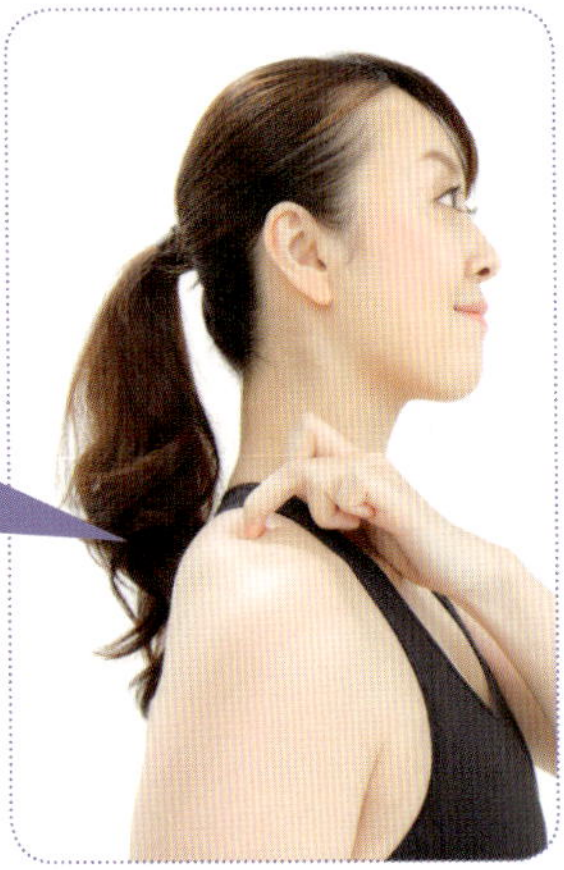

▲中指の先を軽くあてる。写真のように力を入れず、指をおいているだけで十分です。

図 12

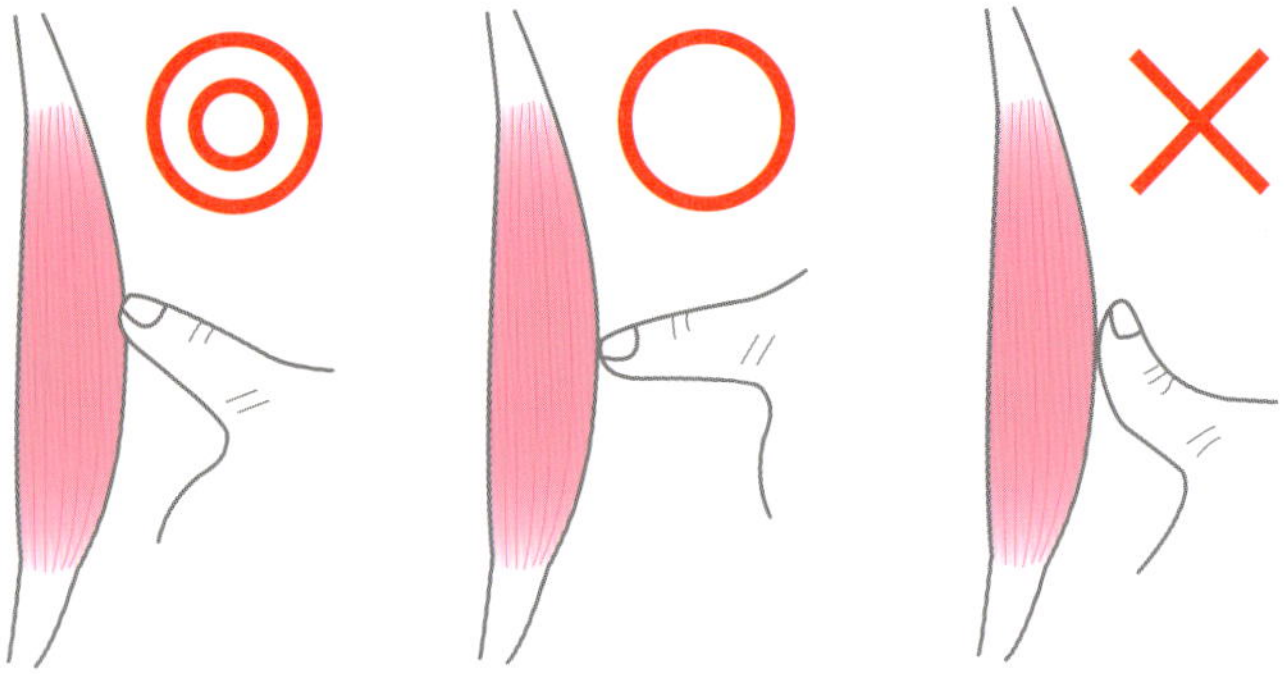

▲筋肉の緊張を取り除くための、指のあて方。注：絶対に強く押さないこと！

肩こり緩消法「５つの基本動作」

正しい指のあて方を理解したところで、いよいよ実際に、硬くなった肩の筋肉を軟らかくしていきましょう。

肩の筋肉を軟らかくするには、次の５つの基本的な動作があります。

1. 肩をまわす
2. 肩を上下に動かす
3. 頭を左右に動かす
4. 頭を前か後ろに動かす
5. 腕をまわす

これらを、緩消法を用いて行ないます。

肩をまわすことで、肩の筋肉のほとんどが伸縮する、つまり動きますので、まずはじめに、肩をまわしてみましょう。

1．肩をまわす

指先で軽く押したときに、こりを感じる場所に指をあてます。P49-P50で説明したように軽く添える程度です。くれぐれも強く押さないように注意しましょう。


1周4秒かけて、2回まわします。

その後、指を離して2秒以上休みます。

このセットを3回行なったら、ほかのこりを感じる部分に指を移動させ、同様に繰り返します。


3セット行なった箇所は、10分以上休みましょう。

肩は、前まわし、後ろまわしのどちらでもかまいません。

やりやすいほうで行なってください。

START

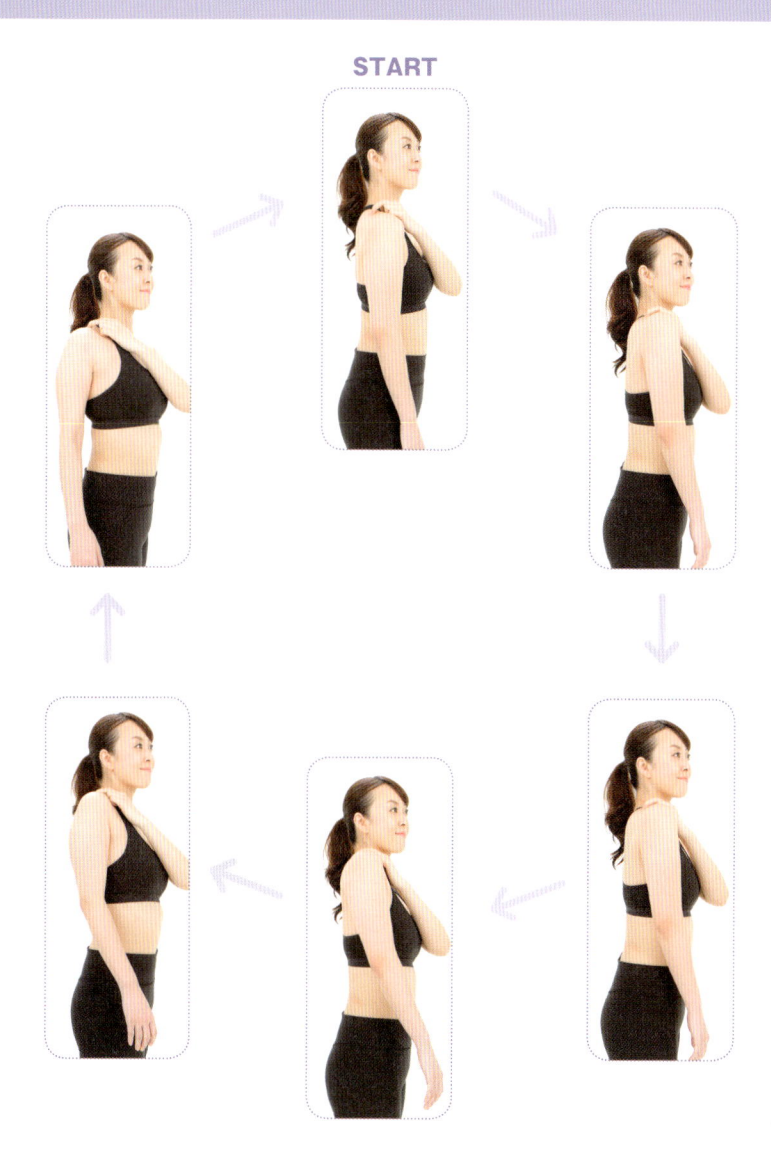

2. 肩を上下に動かす

「肩をまわす方法」で、すべてのこりがほぐれない場合、「肩を上下に動かす」「頭を左右に動かす」「頭を前後に動かす」「腕をまわす」の方法のうち、**こりや痛みを感じる筋肉が、いちばん動く動作を選んで緩消法を行ないます。**


まず、「肩を上下に動かす」方法です。

指先で軽く押したときにこりを感じる場所に指をあてます。

2秒かけて肩を上に上げ、2秒かけて下げます。

この動作を2往復行なって、指を離します。

ここまでを1セットとし、3セット行なってください。

3セット行なった箇所は、10分休ましょう。

P55下段の写真のように、軽く指先でこりや痛みのある箇所を探し、すべて同様に行ないます。

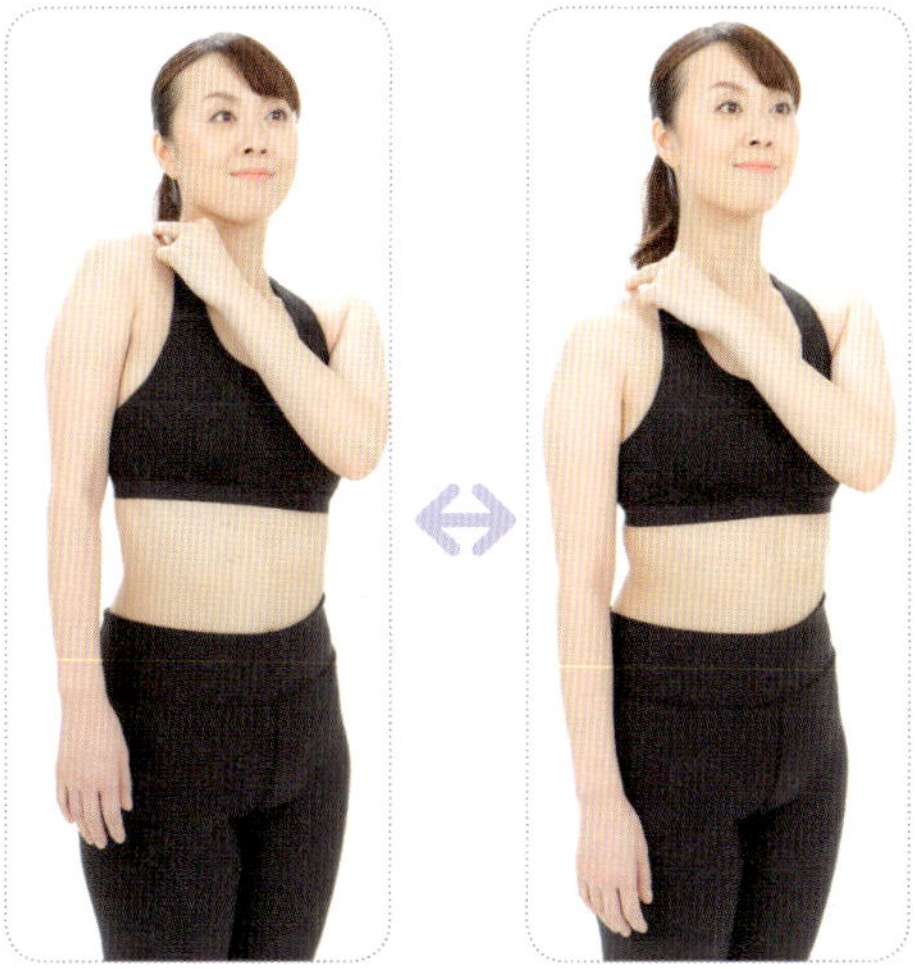

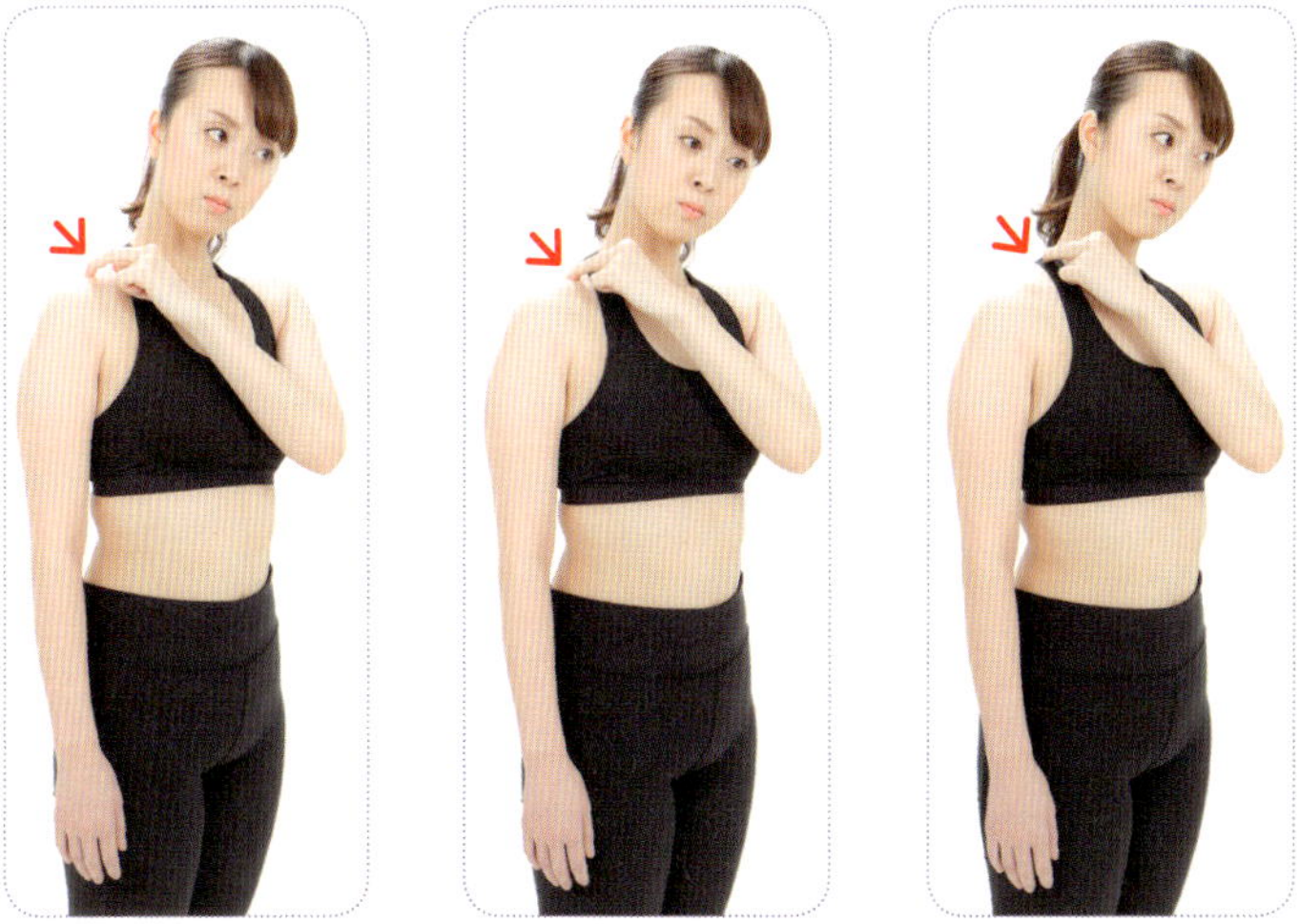

3. 頭を左右に動かす

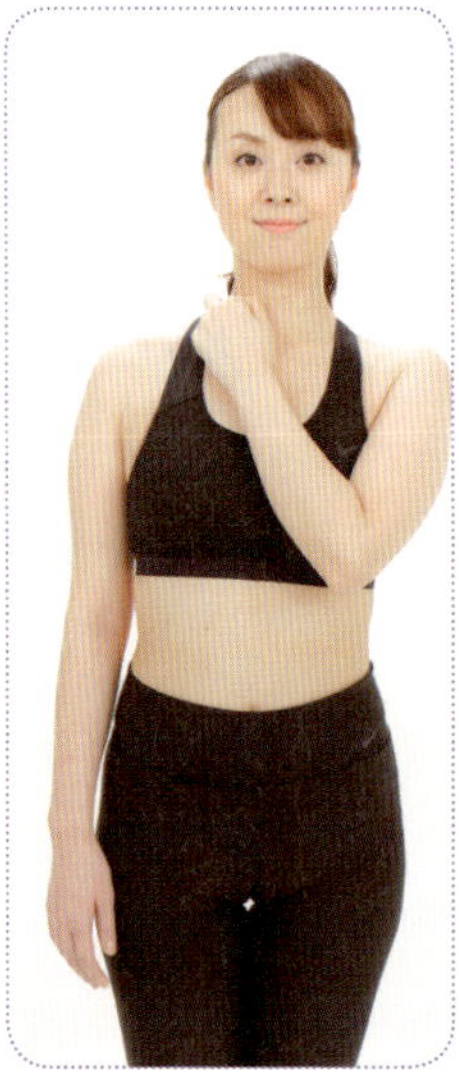

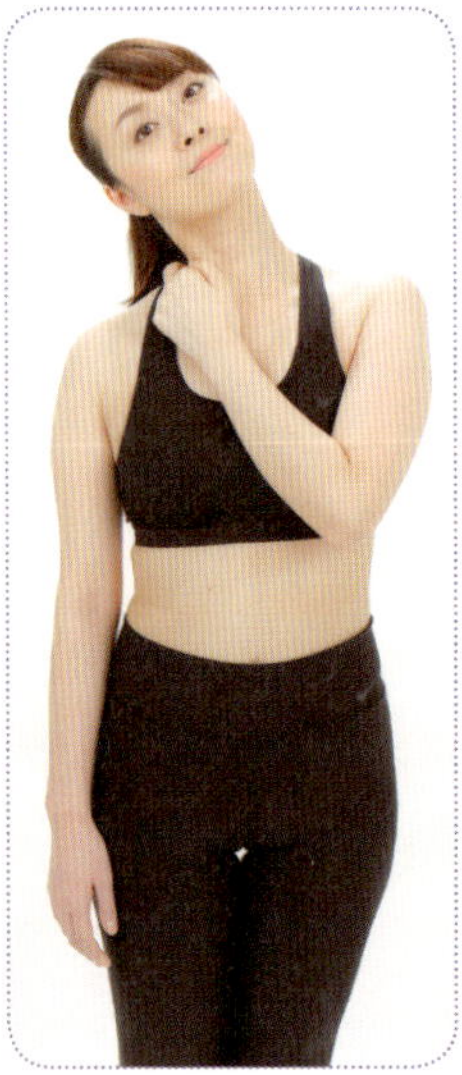

次は、「頭を左右に動かす」方法です。

指先で軽く押したときに、こりを感じる場所に指をあてます。

指をあてた側に、2秒かけて頭を倒していきます。

2秒かけて、再びゆっくりと頭をまっすぐに戻します。

この動作を2回行ない、指を離します。

ここまでを1セットとし、計3セット行なってください。

3セット行なった箇所は、10分休みましょう。

4. 頭を前か後ろに動かす

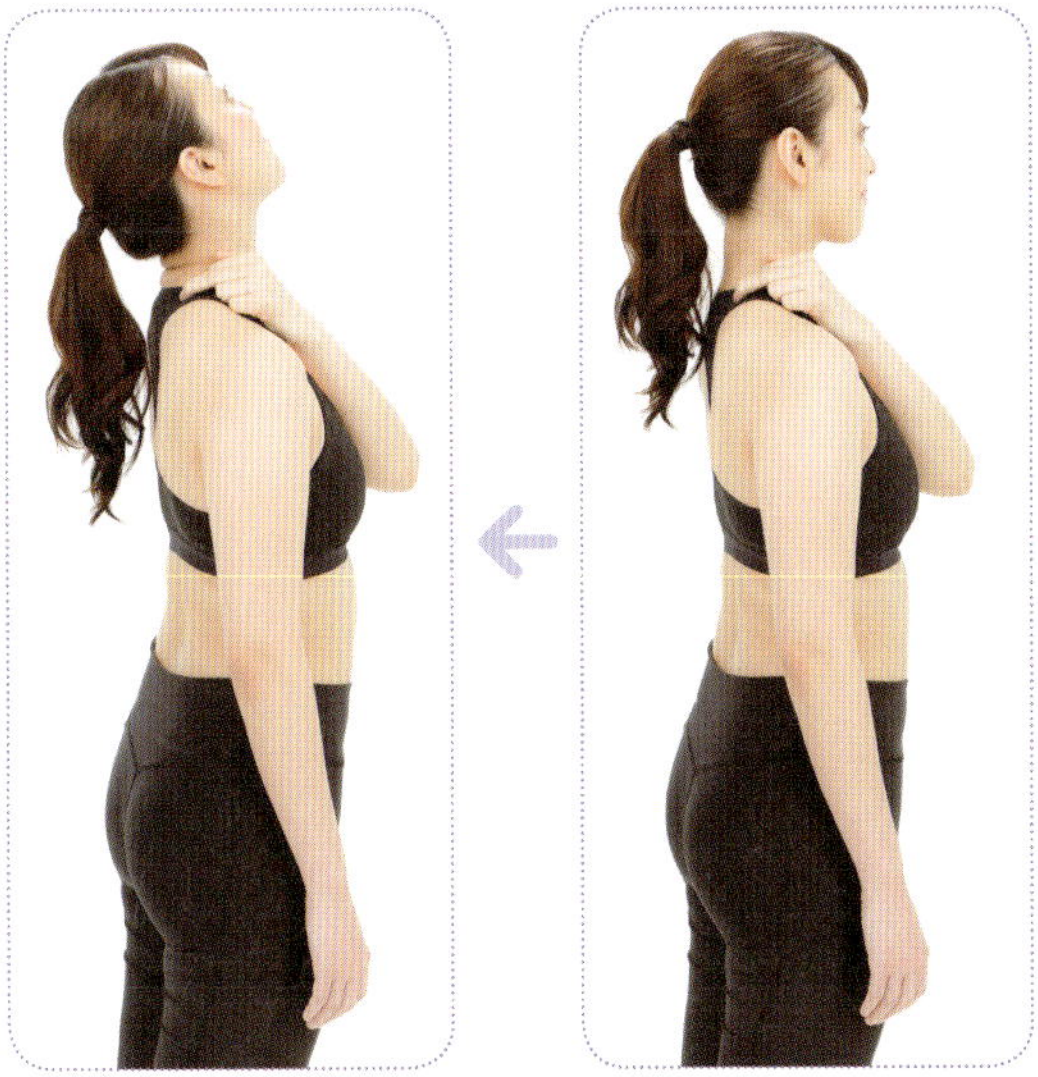

次は、「頭を前か後ろに動かす」方法です。

指先で軽く押したときに、こりを感じる場所に指をあてます。

こりを感じるほうに（写真では後ろ）、2秒かけて倒していきます。

2秒かけて、再びゆっくりと頭をまっすぐに戻します。

この動作を2回行ない、指を離します。

ここまでを1セットとし、計3セット行なってください。

3セット行なった箇所は、10分休みましょう。

＊頭を前に倒したほうが痛みを感じ、筋肉が動く場合、 頭を前に倒す動作を上記のように行ないます。

5. 腕をまわす

最後は「腕をまわす」方法です。
指先で軽く押したときに、こりを感じる場所に指をあてます。
指をあてた側の腕を、4秒かけてゆっくりと1周まわします。
2回まわしたら、指を離して2秒以上休みます。
これを1セットとし、3セット行ないます。
同じ場所で3セット行なったら、10分休みましょう。
前まわし、後ろまわしのどちらで

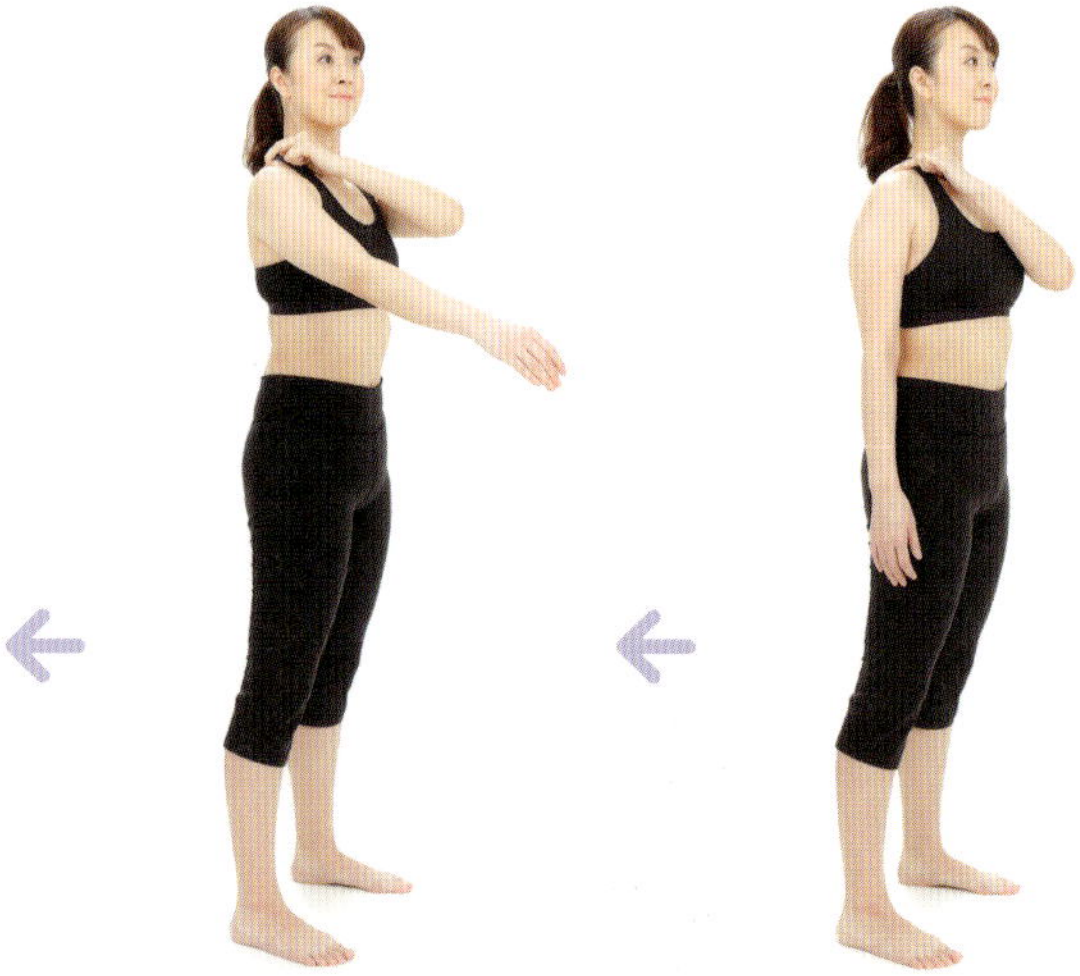

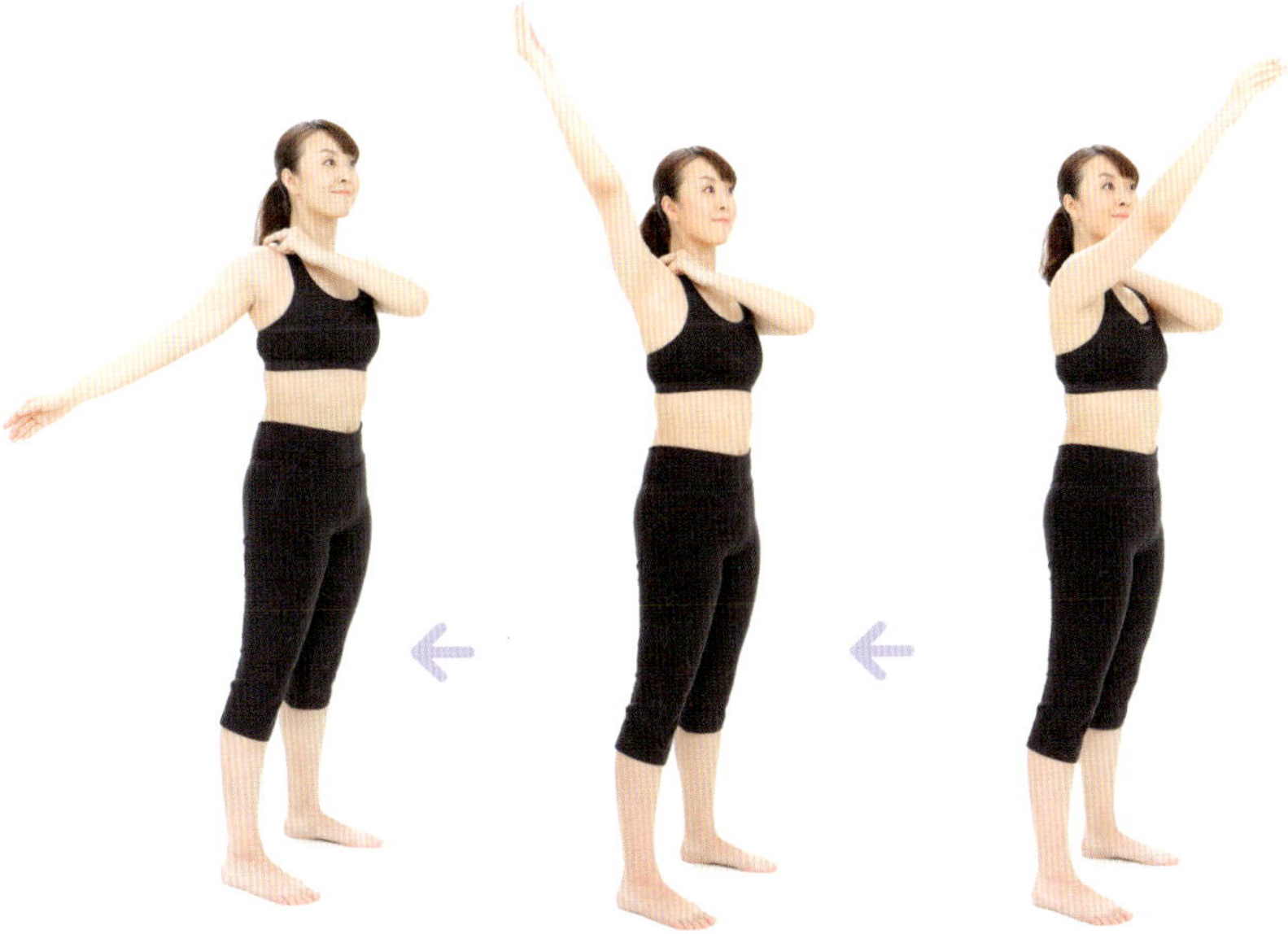

もかまいません。やりやすいほうで行なってください。

ここまでやってきたように、**こりを感じる部分に指をあて、指にあたっている筋肉を動かし、伸縮させるだけで、筋肉がどんどん軟らかくなります。**

マッサージや指圧のように、強く押す必要はまったくありません。

うまくいかない場合は、P49-P50の「正しい指のあて方」をもう一度参照し、再度行なってみてください。

Summary

まとめ

軽く指をあて、肩まわりを動かすだけ。「それだけ？」と思う方もいらっしゃると思います。ですが、これが緩消法の要《かなめ》なのです。

筋肉が軟らかくなって、無緊張状態になれば、その後は硬くなりにくくなります。左下の写真の○で囲んでいる部分が、無緊張状態と呼べる箇所のひとつです。この軟らかさを目指してください。

肩こりは僧帽筋の緊張が原因であることがほとんどです。棘上筋や棘下筋から痛みがでている場合でも、それらの筋肉は僧帽筋の内部にあるため、僧帽筋が軟らかくならない限り、棘上筋や棘下筋を軟らかくすることはできません。

慌てずに、表面から１㎜ずつ軟らかくしていく意識で行なってください。緩消法を行っていけば、10㎝奥の筋肉も軟らかくすることができます。

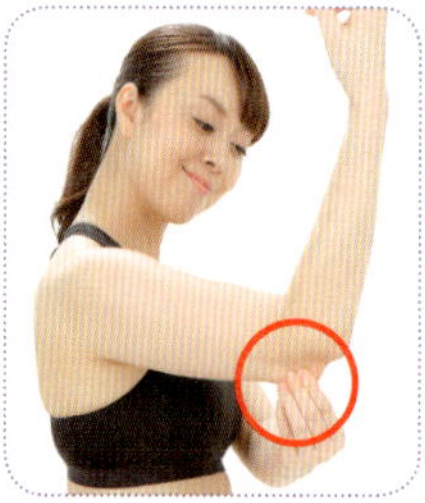

第5章

「腰まわりの筋肉」を軟らかくしよう

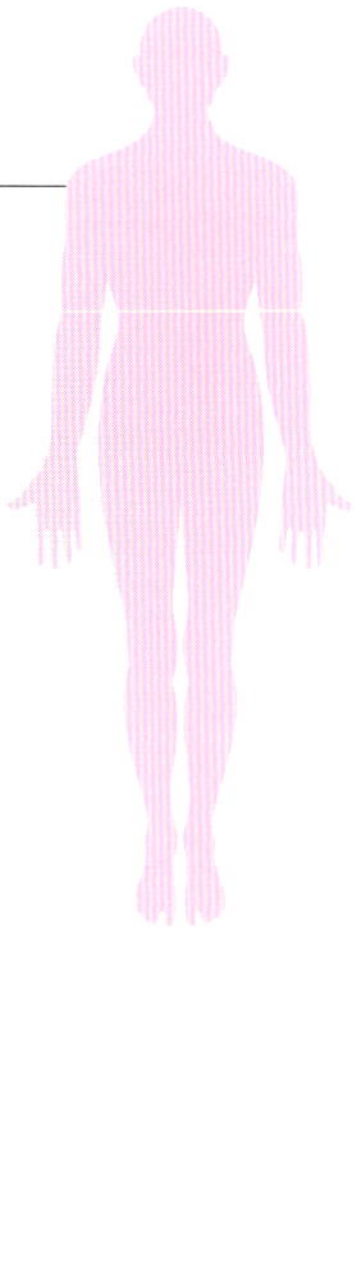

肩こりの原因の根本は「腰」にある

第4章では、肩の筋肉を軟らかくする方法をお伝えしましたが、根本的に肩こりの原因を解消したい方は、本章の「腰痛緩消法」もぜひ行なってください。

肩の筋肉の緊張は、ほとんどが腰の筋肉の緊張によって生まれたものです。腰の筋肉は体の中でいちばん量が多いので、もっとも力がある筋肉になります。そのため、腰の筋肉が緊張すると上半身の筋肉も緊張してしまうのです（第1章参照）。つまり、**腰の筋肉の緊張をなくせば、自ずと肩こりも解消されていくというわけです。「私は腰が痛いわけじゃない、肩がこっているんだ」という人も、気づいていないだけで腰の筋肉はかなり硬くなっているはず**です。

「腰痛緩消法」は安全な方法ではありますが、ひとつ忘れてはならない大事な注意事項があります。緩消法には順番がある、ということです。必ずこの記載のとおりに行なってください。**自己流でやったり、痛みがあるのに無理をしたり、慌てて順番を飛ばしたりすると、悪化する恐れがありますので、絶対に避けてください。**緩消法の具体的な順序は次のとおりです。

A-1	腰まわりの筋肉を振動させる
A-2	腰まわりの筋肉を左右同時に軟らかくする
A-3	腰まわりの筋肉を片側だけ軟らかくする
B-1	上半身を前後に動かして、腰まわりの筋肉を軟らかくする
B-2	上半身をひねって、腰まわりの筋肉を軟らかくする

C-1	腸骨のズレを調整する準備
C-2	腸骨のズレを調整する
C-3	腸骨のねじれを調整する準備①
C-4	腸骨のねじれを調整する準備②
C-5	腸骨のねじれを調整する①
C-6	腸骨のねじれを調整する②

A-1
腰まわりの筋肉を振動させる

太ももの外側の筋肉（外側広筋）を叩くことにより、腰の筋肉を振動させ、軟らかくする方法です。必ず片脚ずつ行なってください。痛みを感じるほうの脚から始めましょう。両脚同時に行なうと、腰の筋肉は振動しません。

まず椅子に腰掛けます（床に座ってもOKです）。このとき、膝《ひざ》の角度を90°に曲げることが大切です。

下段の写真の○で囲んだ部分（図13のグレーの部分）を叩きます。

図13

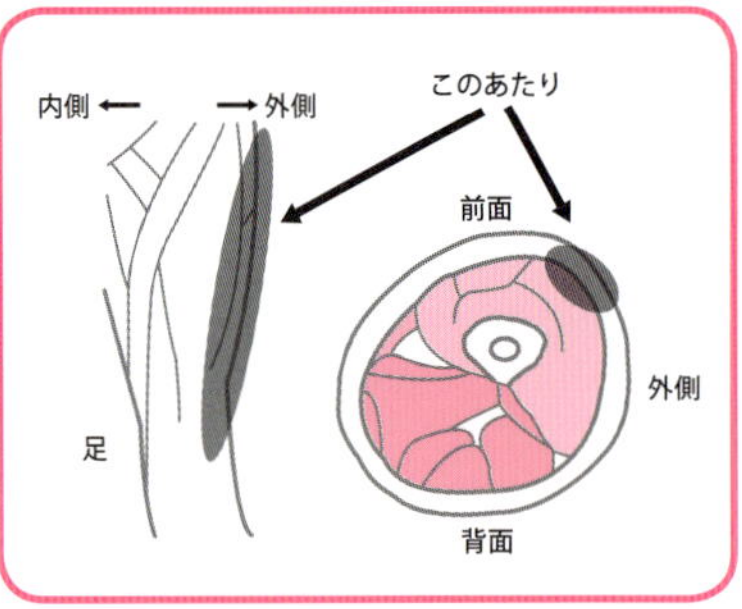

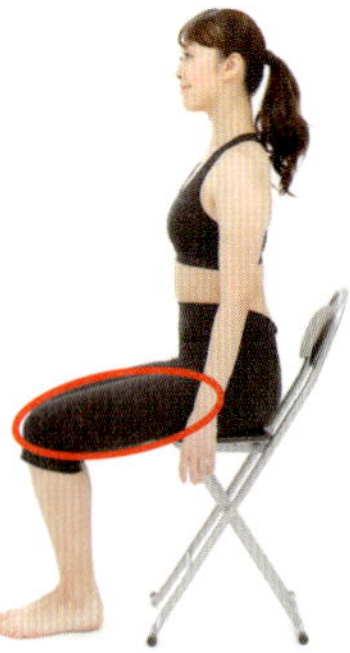

▲①椅子に腰掛け、膝を90°に曲げて座る。
○で囲んだ筋肉を外側から叩いていく。

手の小指側の側面で、膝の皿（膝蓋骨《しつがいこつ》）の脇のももの筋肉が始まるところから叩き始め、脚の付け根に向かっていきます。

できるだけ強く叩いてほしいのですが、ももの筋肉を壊さないよう、痛みを感じない程度に叩いてください。

脚の付け根に向かって、斜めに手を降り下ろすように叩くと効果的です。

１回２㎝くらいずつ移動しながら、脚の付け根まで叩きます。

また膝の皿の脇に戻り、これを10回繰り返します。

終わったら、反対側の脚も同じように行ないます。

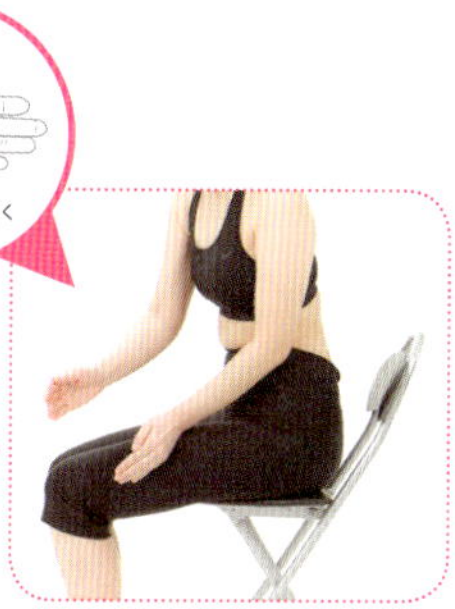

▲②膝のすぐ脇、ももの筋肉が始まるあたりから、手の小指側側面で叩きます。

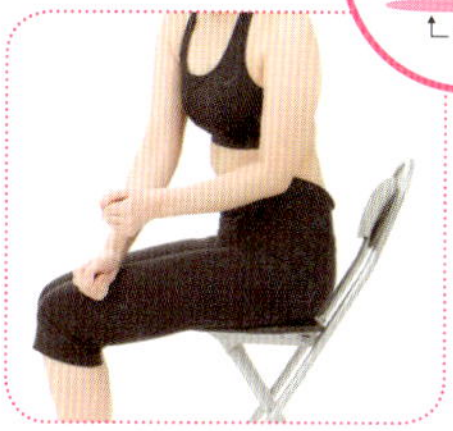

▲③１回、２cm程度ずつ移動していく。写真のように軽く握った状態でもかまいません。

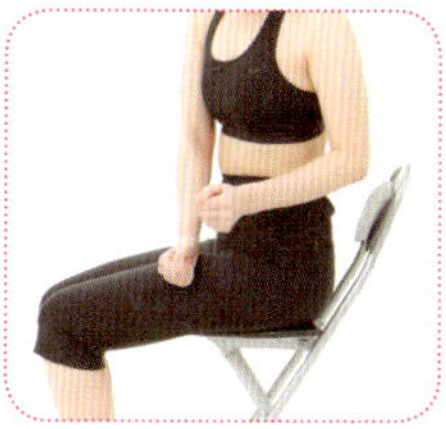

▲脚の付け根の方向に向かって叩いていきます。これを片脚10回ずつ繰り返します。

A-2

腰まわりの筋肉を左右同時に軟らかくする

腰まわりの筋肉繊維にアンバランスな動きをさせると、筋肉の構造上、支点となっていた筋肉の緊張部分（指を添えている部分）が軟らかくなります。

筋肉が緊張している部分に指先を軽く押しあて、その部分を支点として筋肉の動きのバランスを崩すことで、筋肉を軟らかくしていくことができます。

まずは足を肩幅より少し広めに開いて立ってください。立てない場合は、座ったままでもOKです。

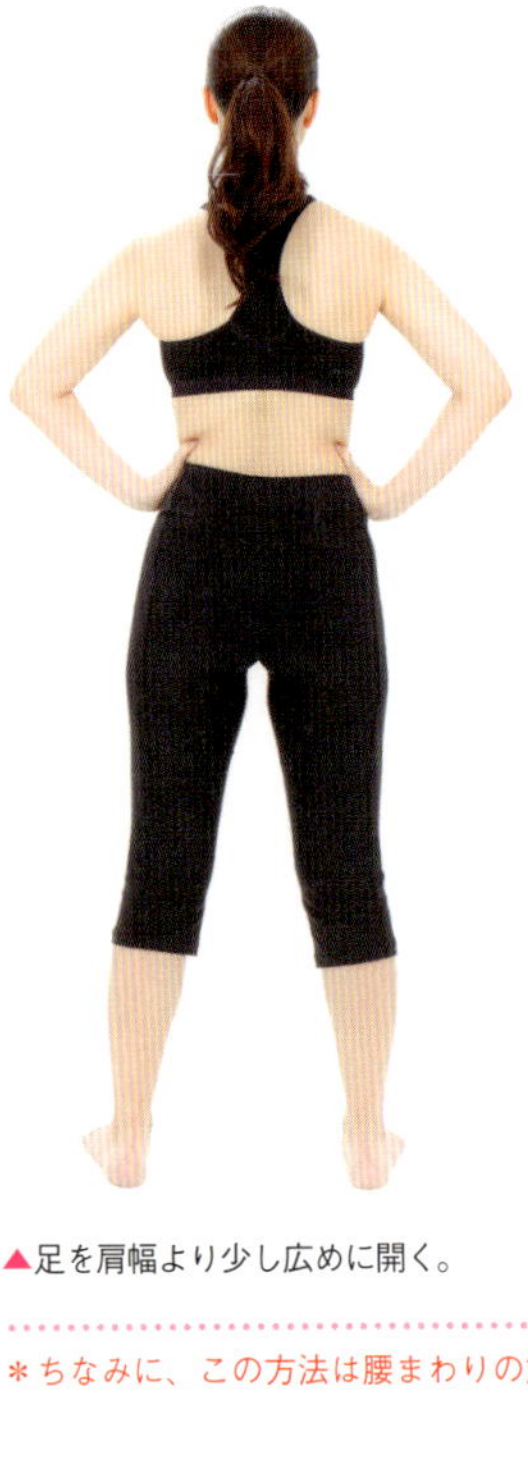

▲足を肩幅より少し広めに開く。

＊ちなみに、この方法は腰まわりの筋肉にしか効果がありません。

図14のように親指を脇腹の方向から真横に入れ（腰方形筋《ようほうけいきん》と脊柱《せきちゅう》起立筋《きりつきん》の間あたり）、軽く押して痛い場所を探してください。筋肉が緊張していると、軽く押すだけで痛みを感じます。

親指は痛い部分にあてる程度にして、無理に押さないようにしてください。

押さえた指を支点に、左右に上半身をゆっくりスムーズに傾けます。

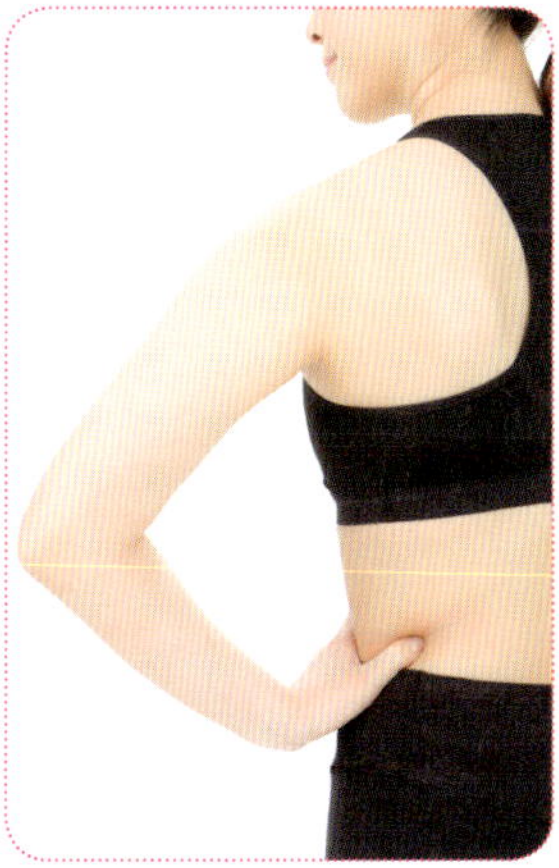

▲筋肉が硬くなっていて痛いところを探す。

図14

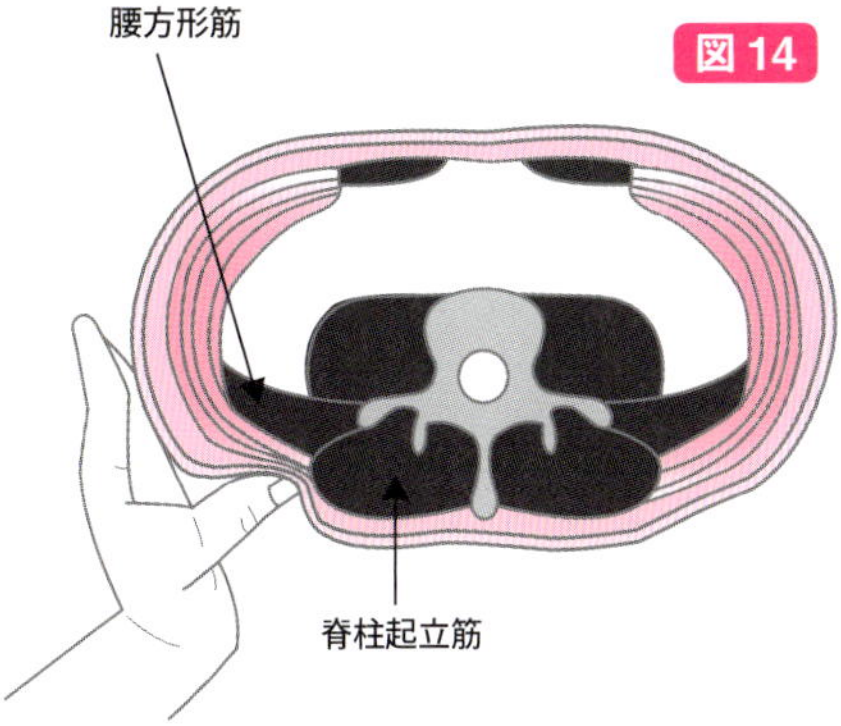

▲親指を、腰方形筋と脊柱起立筋の間に入れるつもりで横から。無理に押さないこと！

＊真横側から順番に筋肉を軟らかくすると、効率よく行なえます。
＊この方法は腰まわりの筋肉にしか効果がありません。

上半身を左右に 10 回傾ける

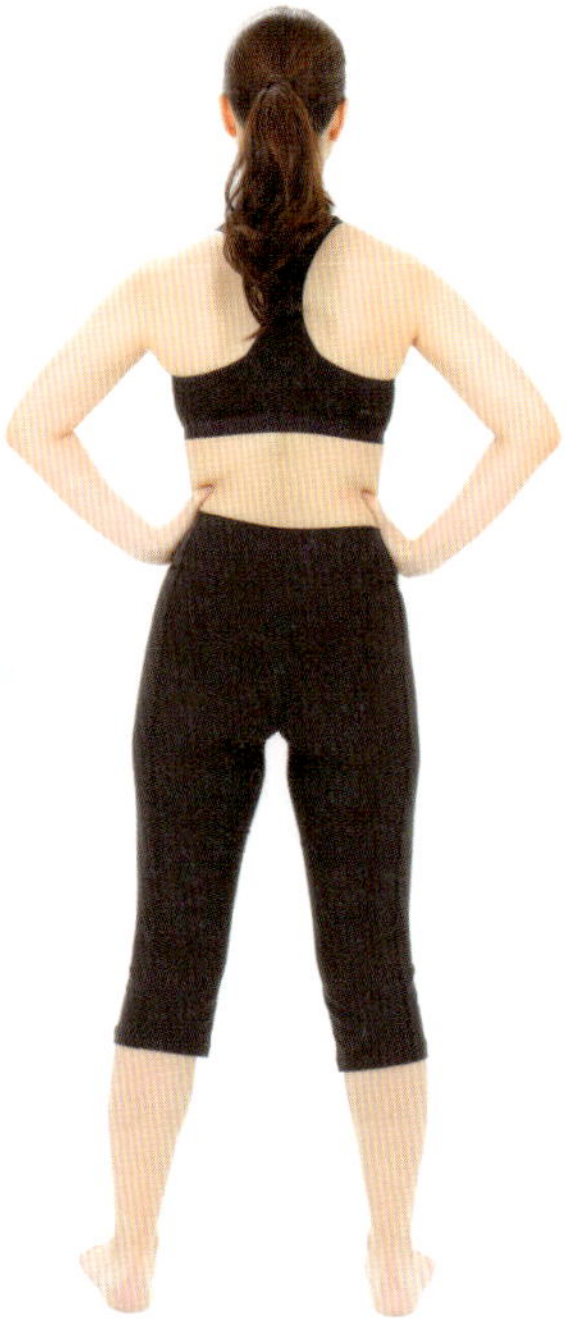

▲①親指を腰にあて、筋肉の痛みのある部分（硬くなっている部分）を軽く押して探します。

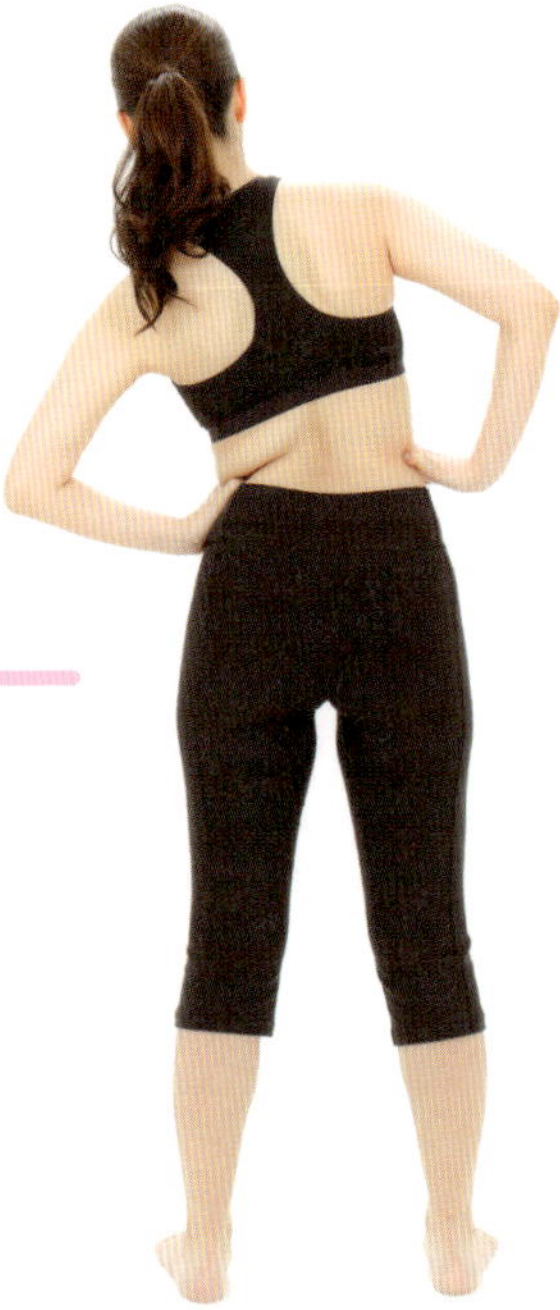

▲②押しあてた親指を支点に、左側に上半身を傾けます。1秒かけてスムーズに。このとき、写真の傾き以上に傾けないでください。

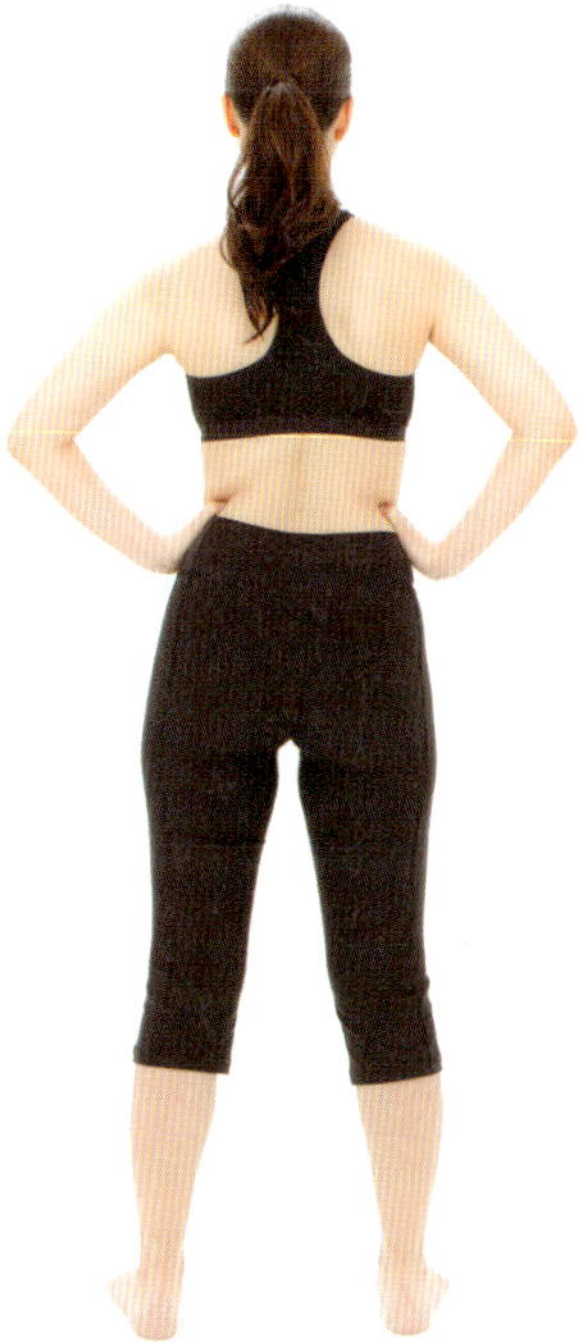

▲③そのまま動作を止めず、１秒かけて①の姿勢に戻ります。

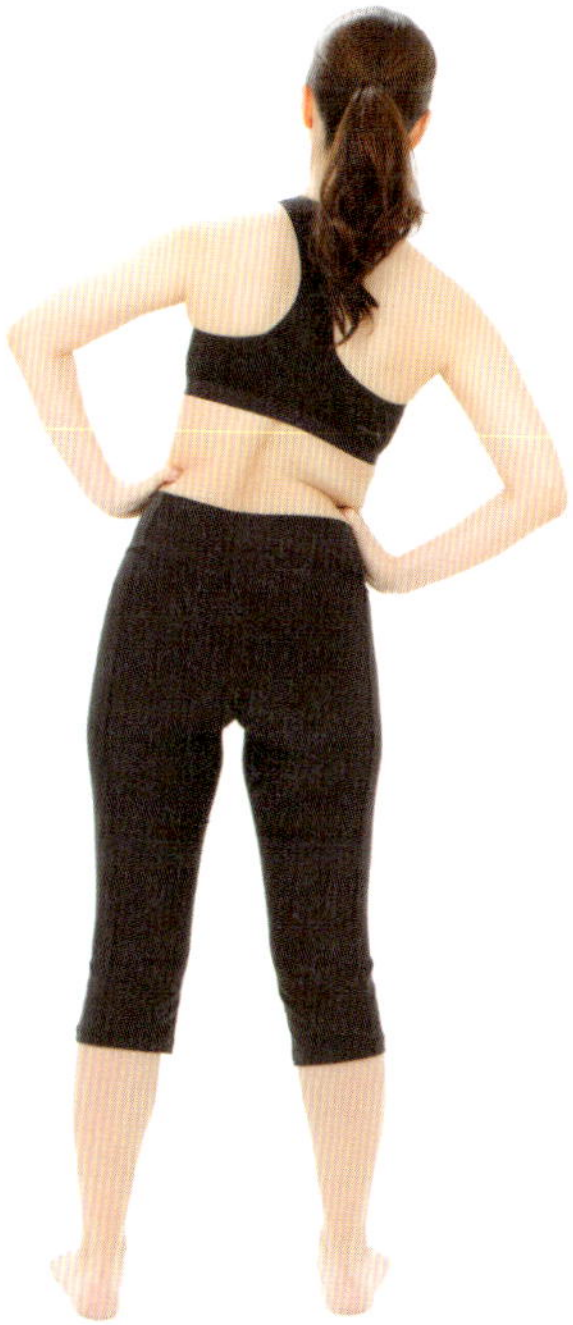

▲④そのまま右側に１秒かけて上半身を傾け、①の姿勢に戻ります。①～④を10回繰り返すと緊張している筋肉が軟らかくなってきます。

＊10回行なっても軟らかくならない場合は、
いったん指を離し、２秒以上休んでから、また行ないましょう。

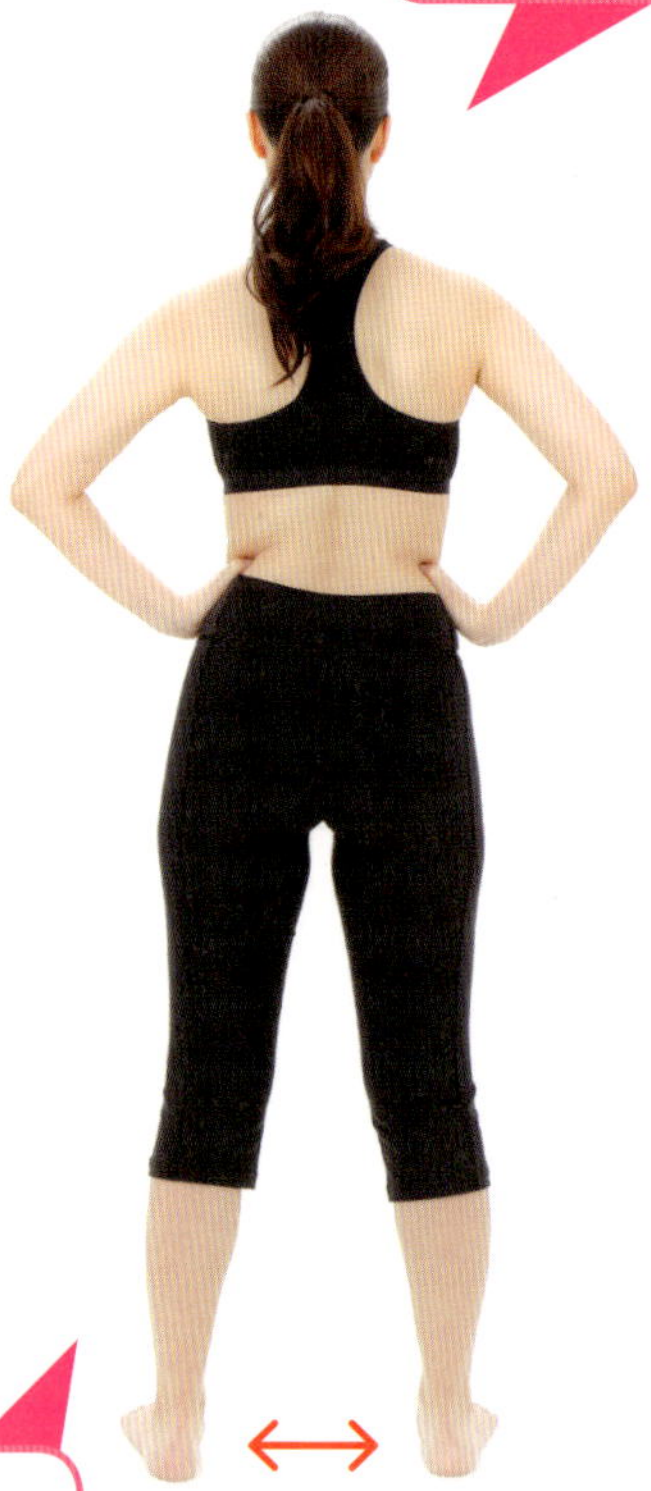

10往復したら、痛みはとれてきますので、少し足を開きます。

足を開くことにより、腰方形筋と脊柱起立筋の間に指が入りやすくなります。

これを繰り返すことによって、硬くなっていた腰の筋肉が軟らかくなり、親指が抵抗なく筋肉に入っていくようになります。

親指を上にずらし、同じように痛みのあるところにあてて、P68 ～ P69 の動作を繰り返します。

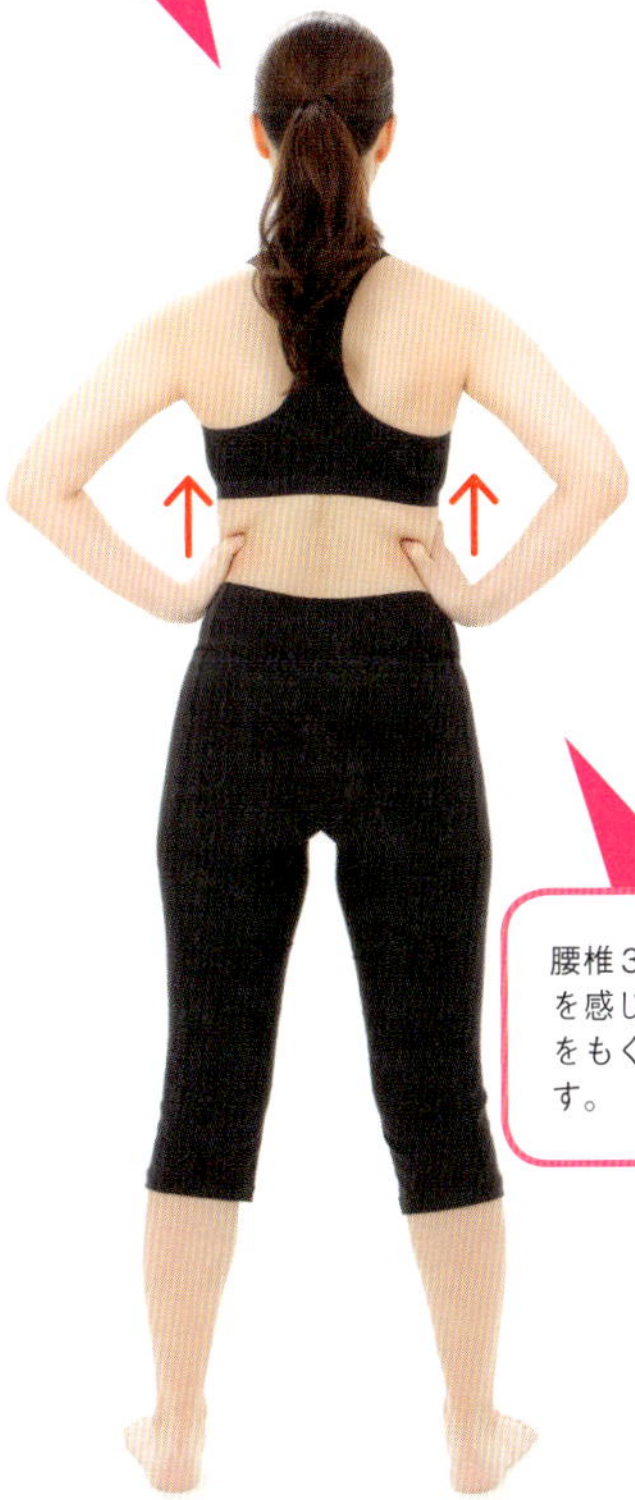

腰椎３番周辺がいちばん痛みを感じる部分です。下から指をもぐらせるように行ないます。

A-3

腰まわりの筋肉を片側だけ軟らかくする

先ほどの左右の腰痛緩消法では、両側の筋肉を均等にほぐしました。

筋肉が軟らかくなり、軽く押しあてただけで親指が筋肉に入っていく感覚がつかめたでしょうか。

親指が筋肉にもぐっていかず、硬さを感じる場合、まだ筋肉の緊張は続いているということです。

また、片側だけ筋肉が緊張していた場合は、そちら側だけまだ痛みは和らいでいないと思います。

その場合は、痛むほうの筋肉を集中的に軟らかくします。

まず、痛むほうの腰方形筋と脊柱起立筋の間に親指を押しあてます。

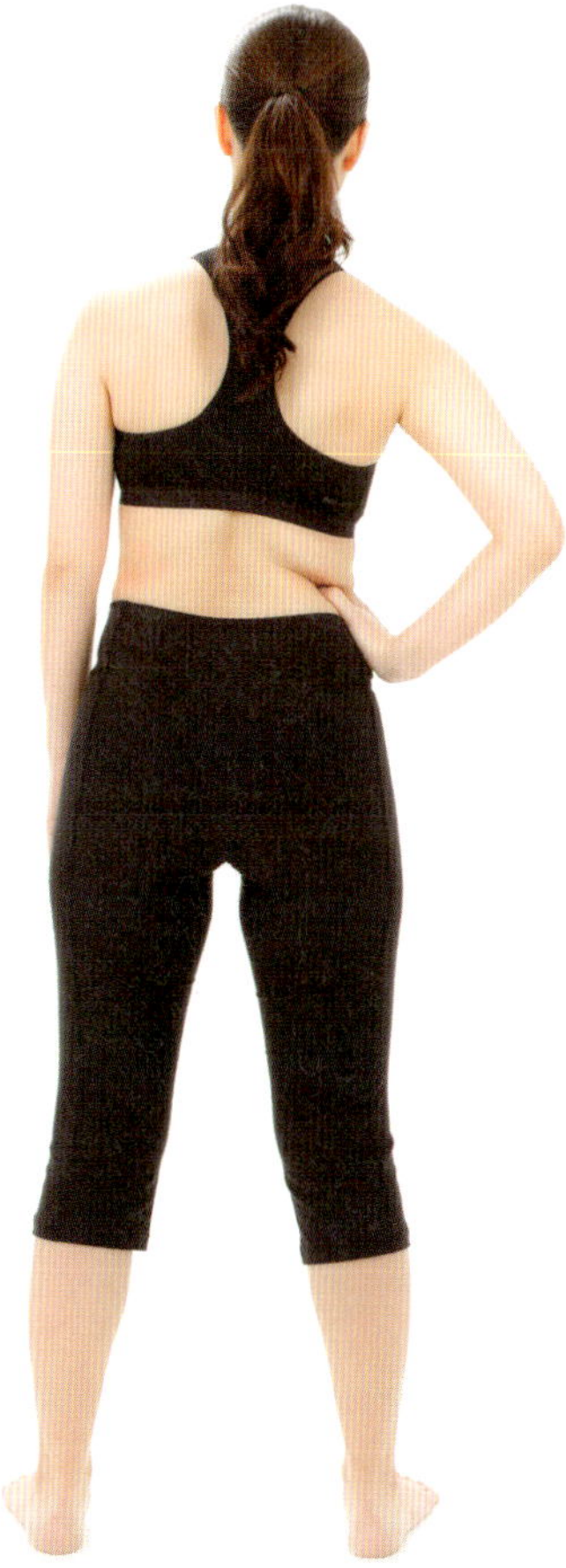

痛みを感じる筋肉を探します。両手で行なったときと同じように、親指は痛みを感じる部分にあてる程度にし、無理に押さないようにしてください。
片側のみほぐすときは、痛むほうに少し上半身を傾けた状態からスタートします。腰に指が入りやすくなります。

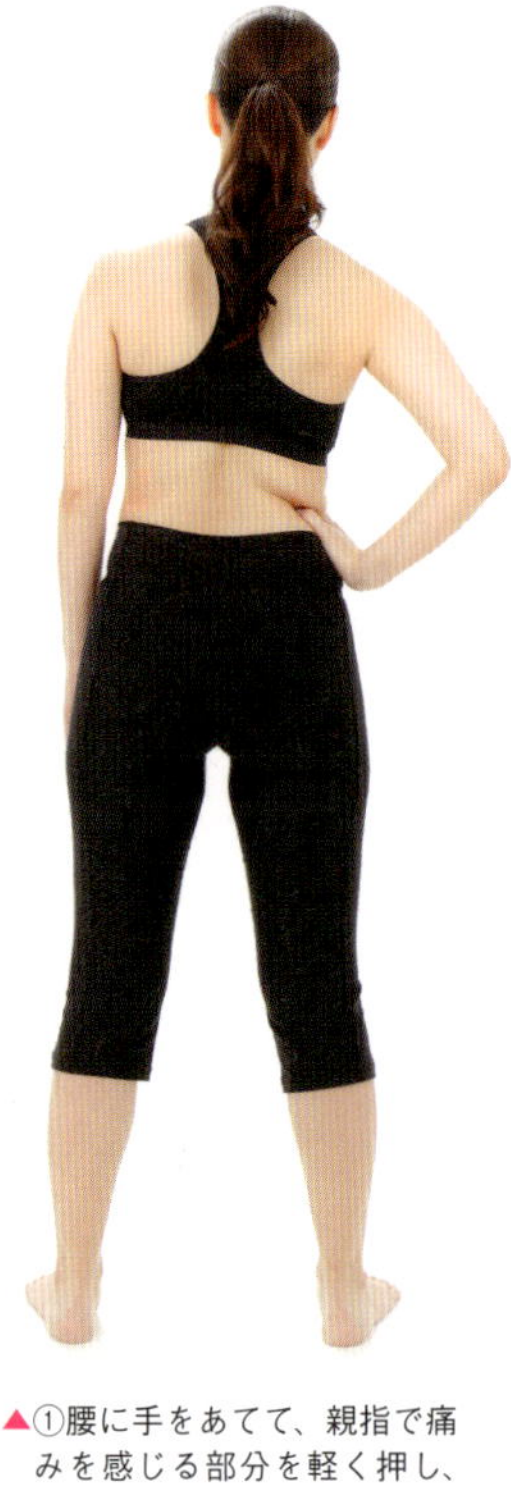

▲①腰に手をあてて、親指で痛みを感じる部分を軽く押し、痛むほうに体を少し傾けた状態から始めます。

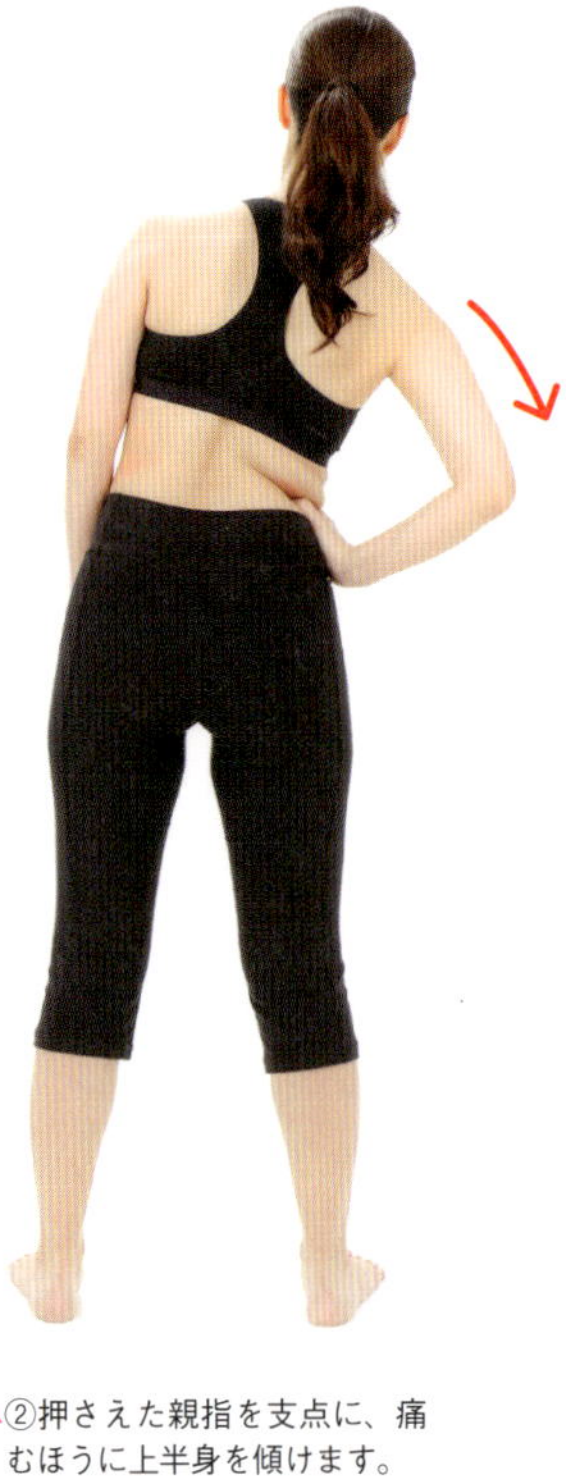

▲②押さえた親指を支点に、痛むほうに上半身を傾けます。

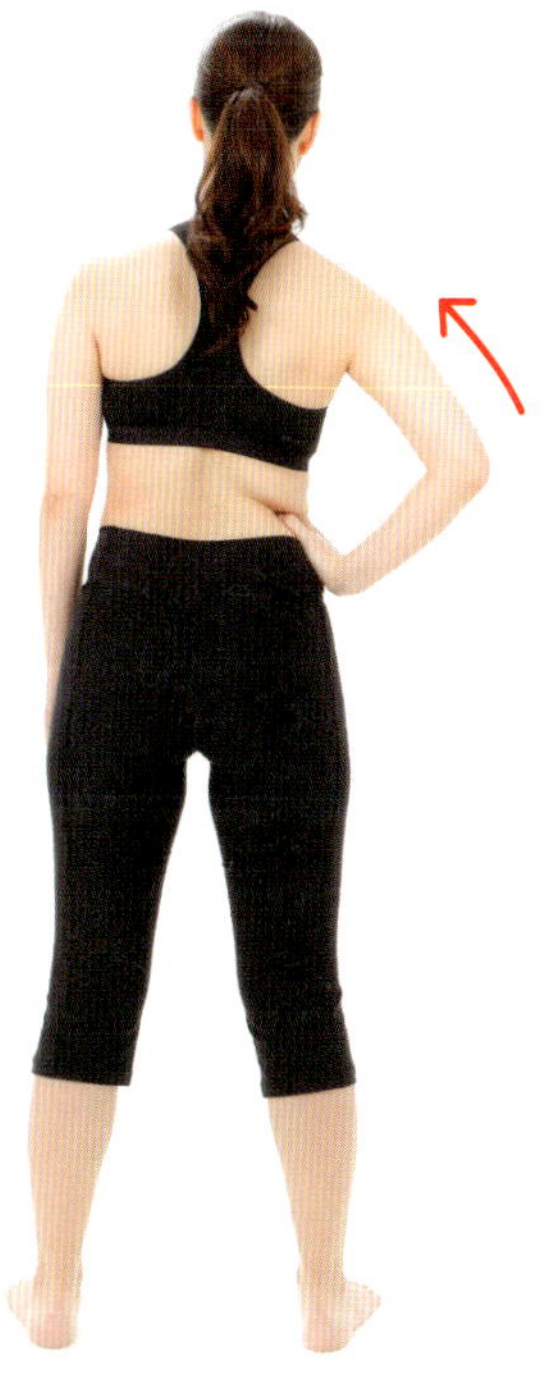

▲③ ①と同じ場所までゆっくり戻します。

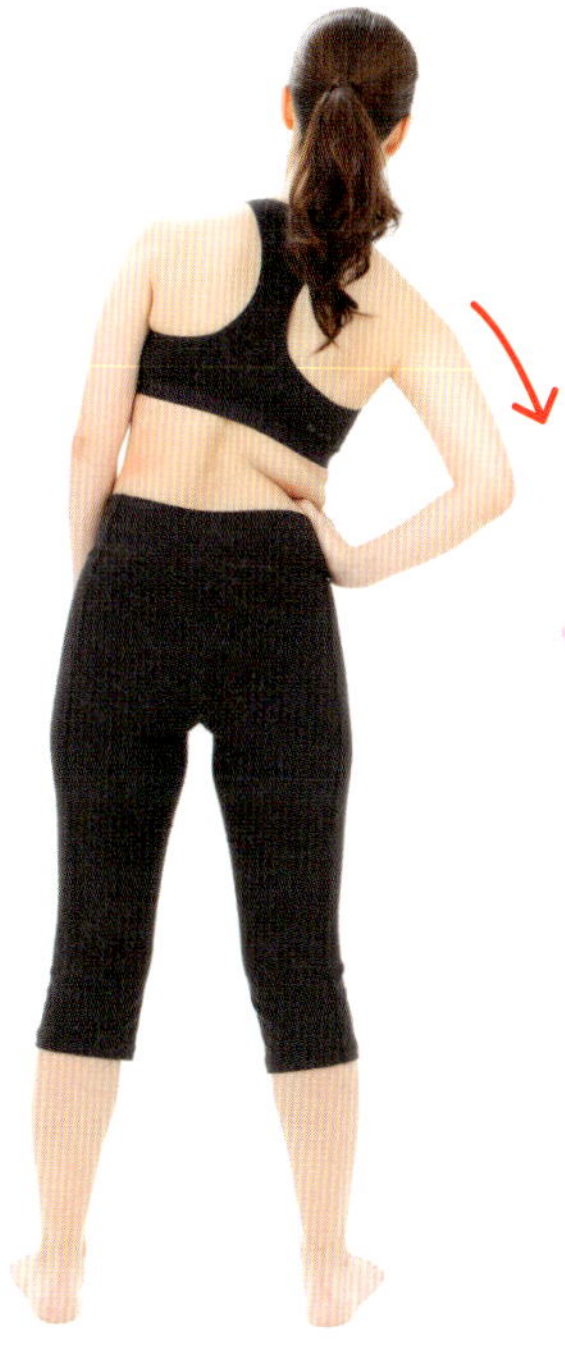

▲④ ①～④を 10 回繰り返すと、痛みが和らぎます。

B-1

上半身を前後に動かして、腰まわりの筋肉を軟らかくする

A−2、A−3の緩消法は、指を横方向から押しあてて行ないました。

しかし、腰まわりの筋肉の中には、指を横から押しあてても届かない筋肉があります。

今回はそういった筋肉を軟らかくする方法をご紹介します。

腰の筋肉の緊張が残っている場合、骨盤のきわを押すと、痛みを感じる場所があると思います。

これは、脊柱起立筋、腰方形筋と仙骨とをつなげている腱の近くが緊張している状態といえます。

後方から、痛みがある部分に、P77の写真のように親指の先をあてます。

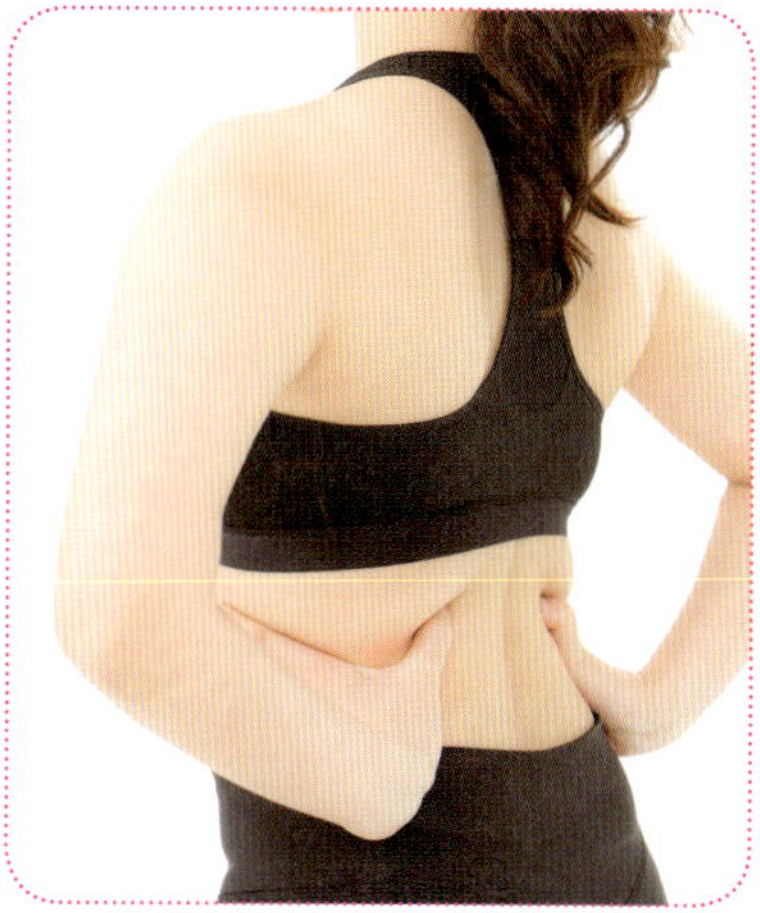

腰の筋肉が緊張している場合、同じ筋肉でも、前面・背面と、痛む場所が違います。

押さえた指を支点に、上半身を前に傾けます。1秒ほどかけて傾け、ゆっくりと元の姿勢に戻します。

そのまま今度は上半身を後ろに傾けてください。そして元の姿勢に戻します。

これを10セット行なっても軟らかくならない場合は、2秒以上休んでから再度行ないましょう。P78－P79を参照してください。

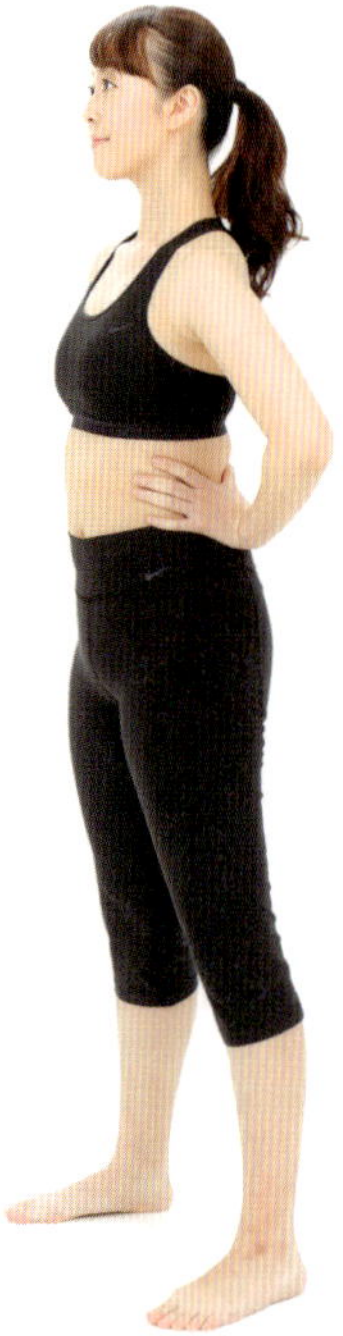

▲①後方から痛みのある部分に
親指をあて、軽く押します。

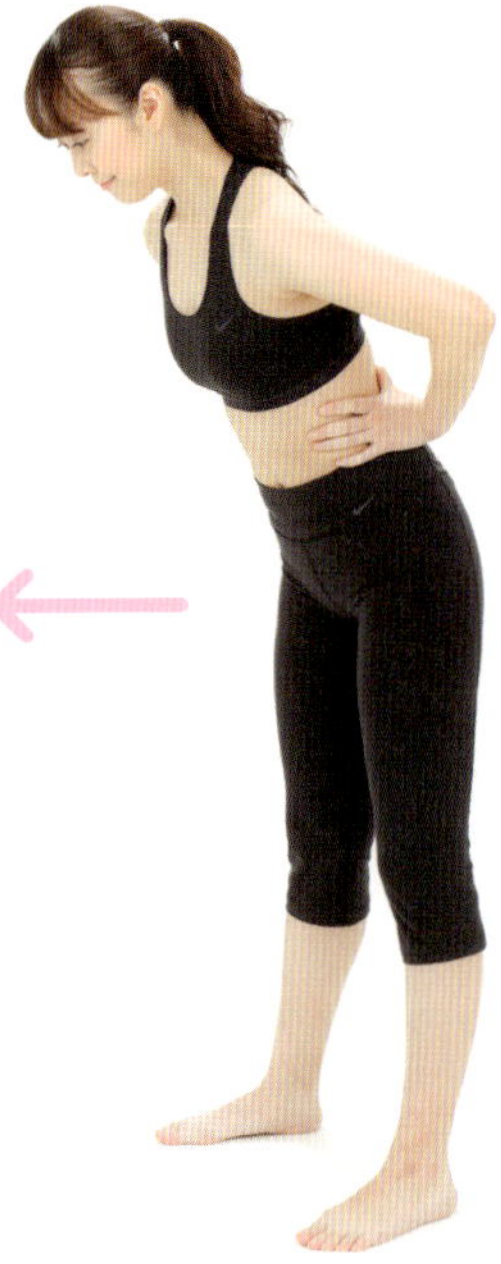

▲②押さえた指を支点に、前側
に上半身を傾けます。
このとき、この写真以上に傾
けないように気をつけてくだ
さい。

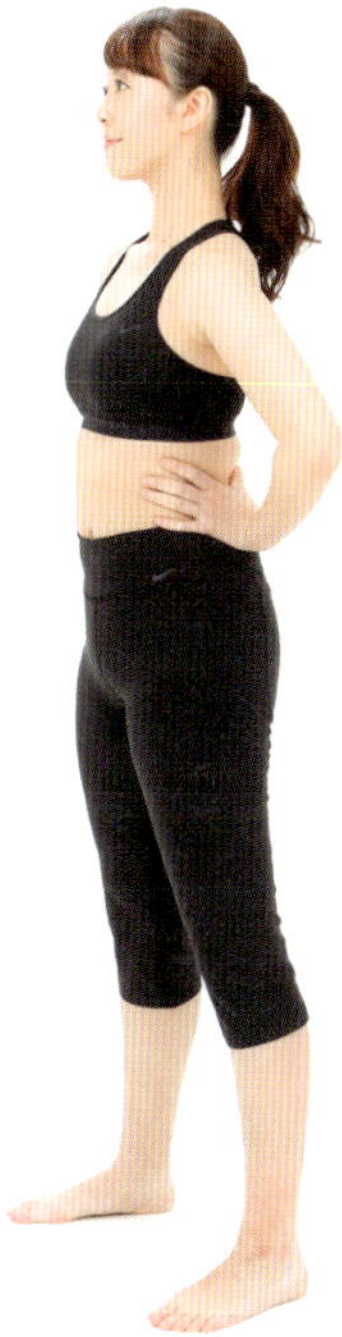

▲③動きを止めずに１秒かけて体を元の姿勢に戻します。

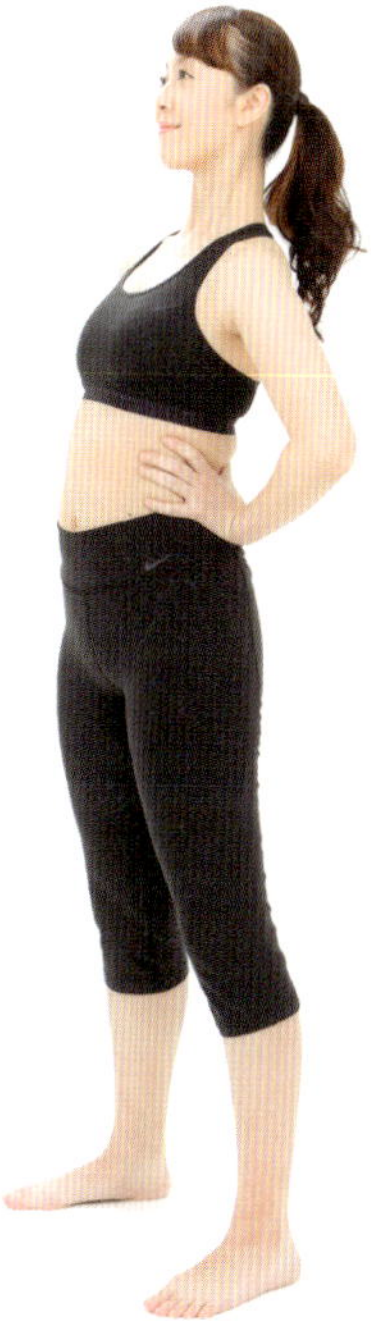

▲④そのまま上半身を、親指を支点にして後ろに傾けます。この写真以上に傾けないように気をつけてください。これを10セット行ないます。

＊①～④の動きを、動作を止めずに１秒ずつでスムーズに行なってください。
10セット行なって軟らかくならない場合は、２秒以上休んで、再度行ないましょう。

B-2 上半身をひねって、腰まわりの筋肉を軟らかくする

B-1では、上半身を前後に動かしましたが、前後では動きにくい筋肉もあります。

B-1を行なった後でも、あまり筋肉が伸縮していないと感じる場合は、「上半身をひねる」方法を試してみましょう。

まず、親指の先を、緊張が残っている腰の筋肉に後ろから軽く押しあてます。

押さえた指を支点に、上半

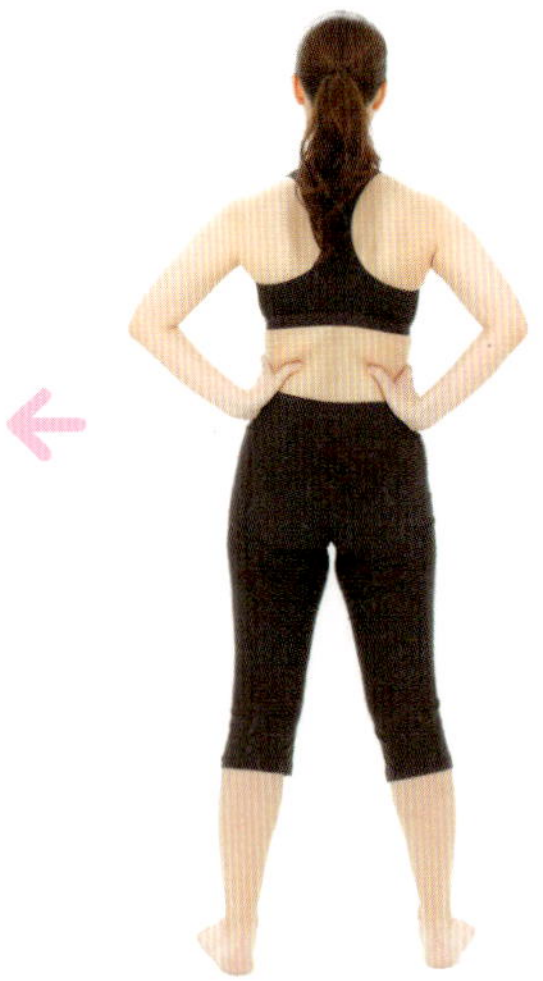

▲①後方から痛みのある部分に親指をあて、軽く押します。

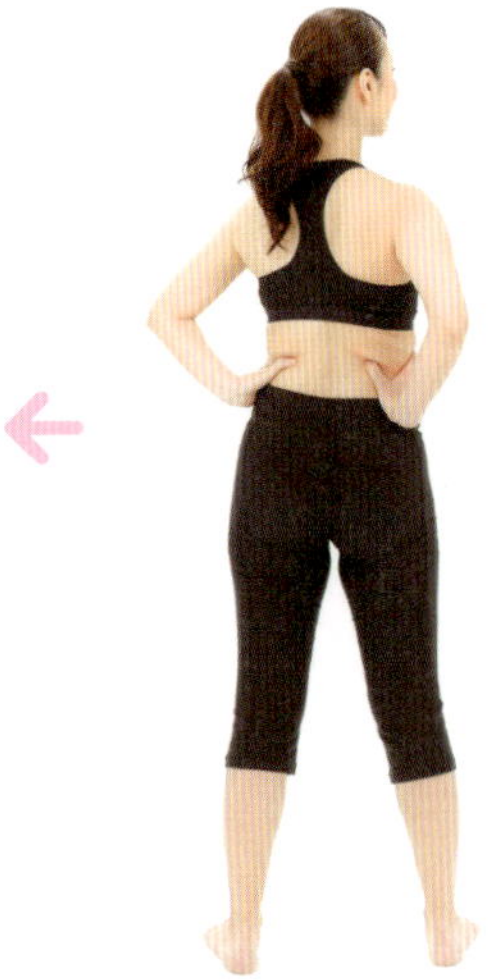

▲②押さえた指を支点に、より痛むほうに上半身をひねります。写真の角度以上にはひねらないよう気をつけてください。

身をより痛むほうにひねります。①〜④の動きを、動作を止めずに1秒ずつでスムーズに行なってください。

10セット行なって軟らかくならない場合は、2秒以上休んで、再度行ないましょう。

また、ここまでにご紹介したA－2からB－2までの緩消法は、10セットを基本としましたが、ご自身の筋力と相談して行なってください。無理は絶対に禁物です。

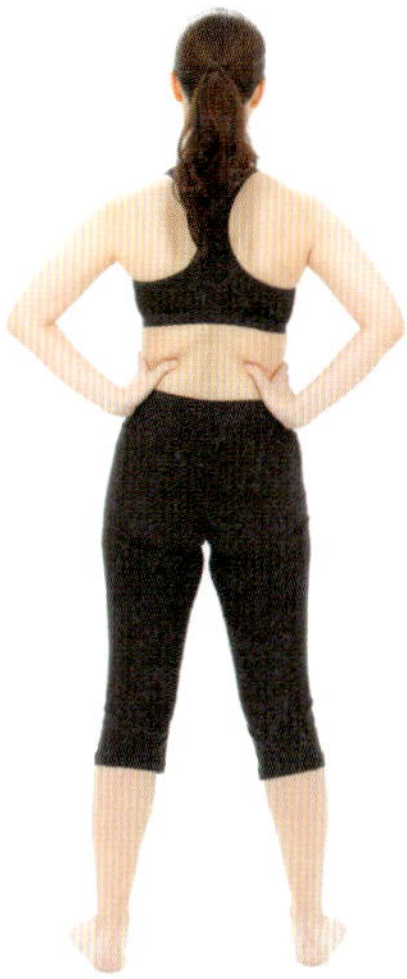

▲③動きを止めずに１秒かけて体を元の姿勢に戻します。

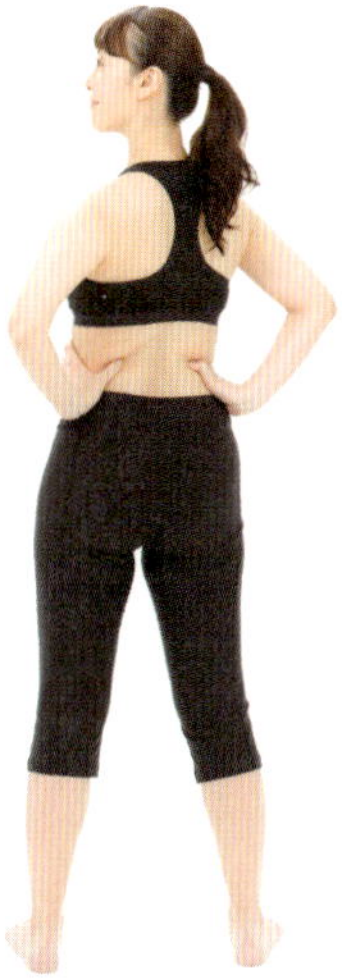

▲④押さえた指を支点に、逆側に上半身をひねります。写真の角度以上にはひねらないよう気をつけてください。これを10セット行ないます。

腰痛の原因のひとつ、骨盤の歪みを調整する

ここまでご紹介した腰痛緩消法がきちんとできていれば、硬くなっている腰の筋肉はほぼ軟らかくなっているはずです。

ですが、骨盤が正しい位置にない場合、骨盤周辺の筋肉が緊張し、その周辺の痛みがとれることはありません。

そこで次は、骨盤に歪みがある場合の調整方法を紹介していきます。

骨盤の歪みには「腸骨のズレ」と「腸骨のねじれ」があります。

はじめに、腸骨のズレとねじれを確認

図 15

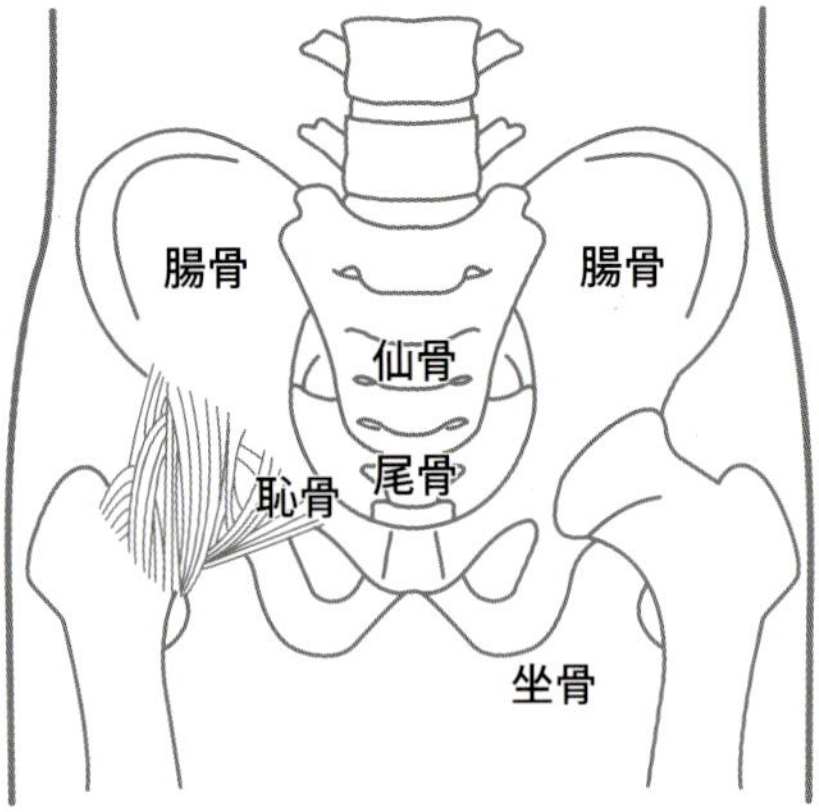

する方法を見ていきましょう。
まずは図15で、腸骨の場所を確認してください。

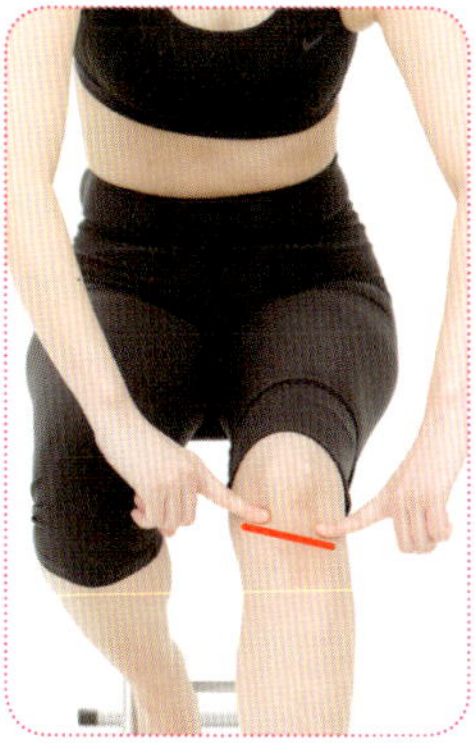

▲腸骨のズレを確認。椅子に座り膝を90°に曲げます。膝の皿（膝蓋骨）のすぐ下の左右45°のところに、少し窪んだところがあります。この窪みに両手の人差し指を軽く押しあて、少し下に下げます。すると指が骨にあたって止まります。この骨は、脛骨（けいこつ）と腓骨（ひこつ）という２本の骨の先端にあたります。通常、この骨の先端を結んだ線は水平になりますが、腸骨にズレがある場合、上の写真のように外側の骨（腓骨）が下がっています。

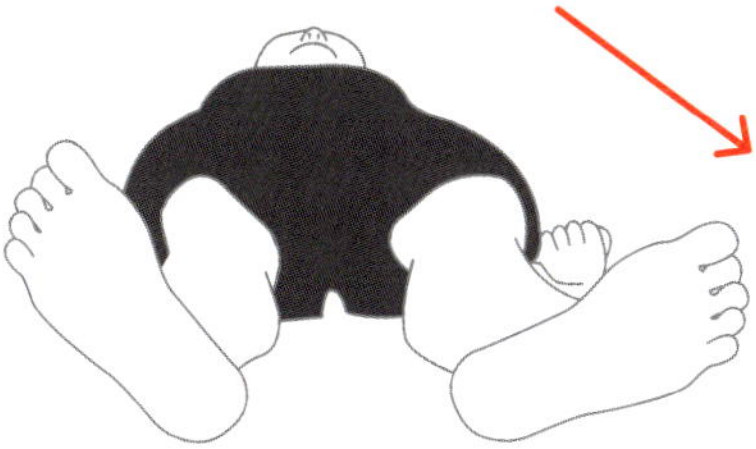

▲腸骨のねじれを確認。仰向けに寝転がって、力を抜いてください。一度、深呼吸をします。顔を少し上げて、つま先を見ます。左右の足の開き（傾き）方が違う場合、腸骨はねじれています。上のイラストでは、左足の指先が外に開いています。このように腸骨がねじれている場合は、仙腸関節（P85の図16参照）周辺の筋肉が緊張しています。

C-1 腸骨のズレを調整する準備

腰には仙腸関節と呼ばれるところがあります（図16）。この関節上の筋肉が緊張しすぎていると、骨盤を調整できないことがあります。

そこで、腸骨のズレを調整する前に、まずは仙腸関節上の筋肉を軟らかくしましょう。

仙骨と腸骨の境目にある仙腸関節を指先でグリグリと押してみると、痛みを感じる部分、またはコリコリしている部分があると思います（次ページ下段の写真参照）。

その部分を、1カ所につき1分間程度、指で軽くさすります。指は人差し指や中指でかまいません。手を握って、拳でまとめてさすってもいいです。

図 16

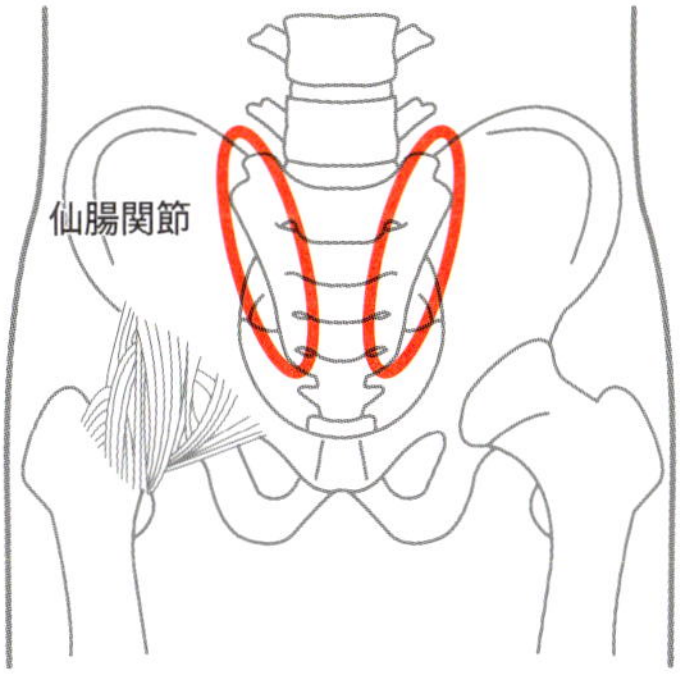

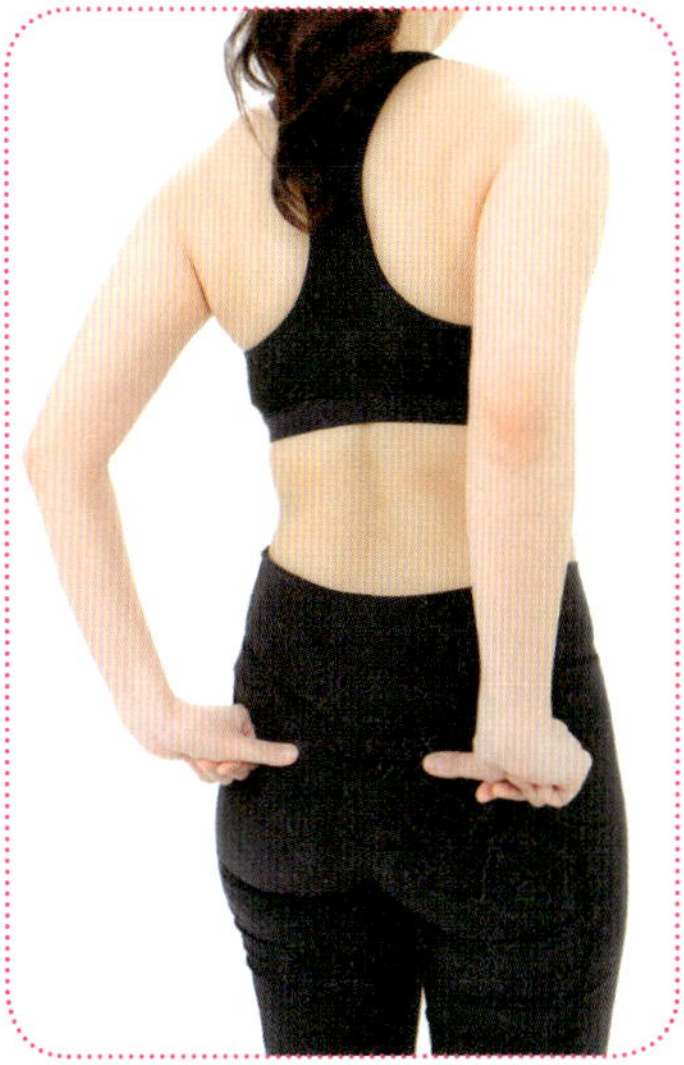

C-2

腸骨のズレを調整する

準備を終えたら、腸骨のズレを調整していきましょう。

太ももの正面を叩き、腸骨を振動させ、腸骨のズレを戻していきます。必ず、片脚ずつ行なってください。両脚を同時に行なうと、腸骨は振動しません。

まず両脚を伸ばして床に座ります。手の小指側の側面で、太ももの正面を、膝の皿の脇のももの筋肉が始まるところから叩いていきます。コツはP65と同じです。1回2㎝ずつ移動しながら叩き、10回繰り返します。10回以上は行なわないでください。

両脚とも終えたら、脛骨・腓骨のズレをもう一度調べ、水平に戻っているか確認しましょう。1日に2回以上は行なわないでください。

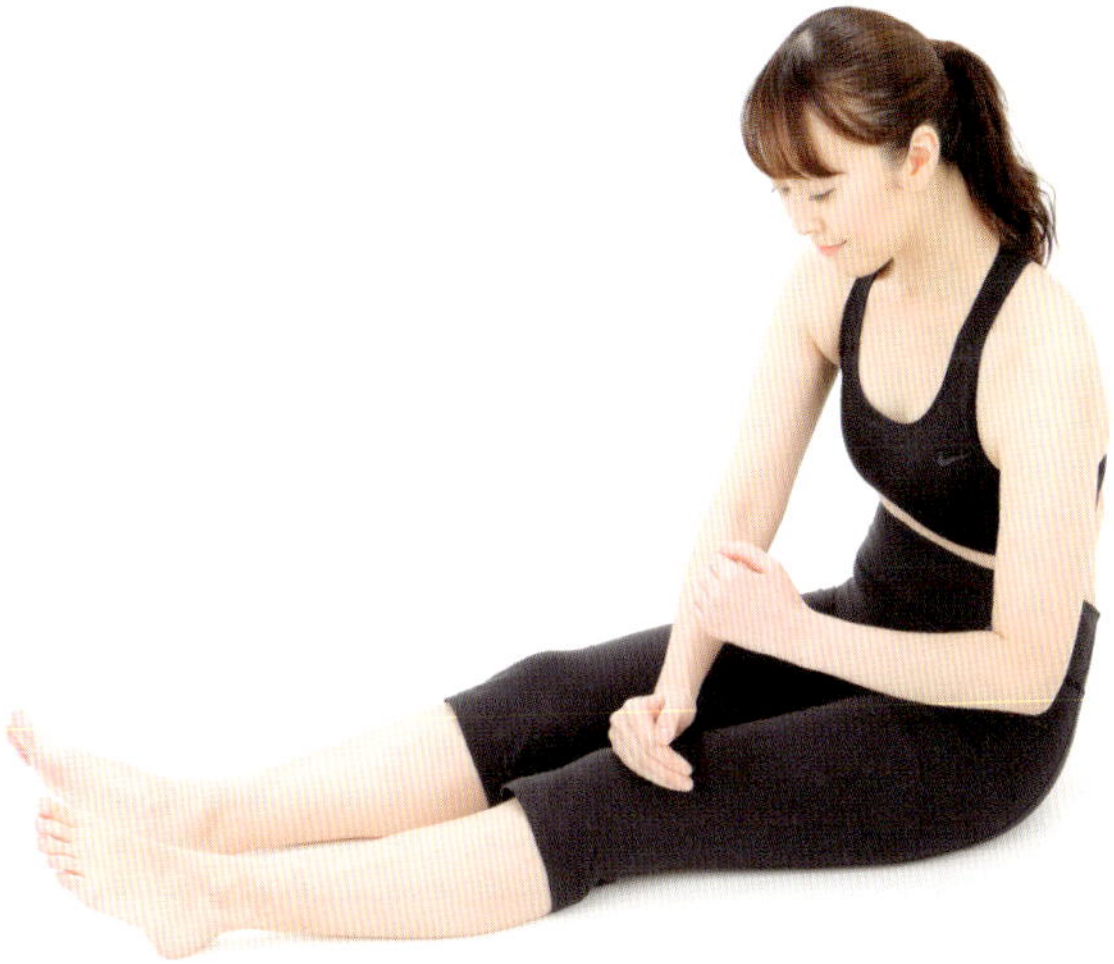

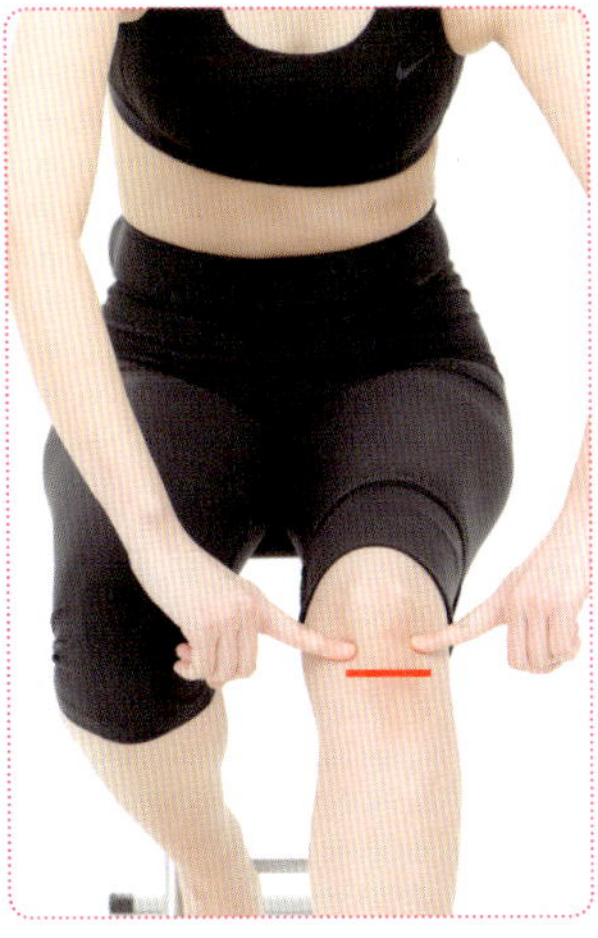

C-3

腸骨のねじれを調整する準備①

次に、腸骨のねじれを調整する準備を行ないます。

まず、仰向《あおむ》けに寝ます。脚をそろえて、両肩が床につくようにします。両膝を90°に曲げて、立てます。腰やお尻に痛みを感じるか確認するために、両肩を床につけたまま、膝を左側に倒してみましょう。お尻が浮き上がるのはかまいません。

腰に痛みを感じなければ、膝をそのまま床につけてください。痛みを感じる場合は、無理をせず、痛みを感じる手前で止めてください。右側へも同じように倒します。

右側に移動するときにも動作を止めず、1秒かけてスムーズに膝を戻します。左右1回ずつを1セットとし、続けて20セット行ないます。

この動作は、1日2回までにしてください。

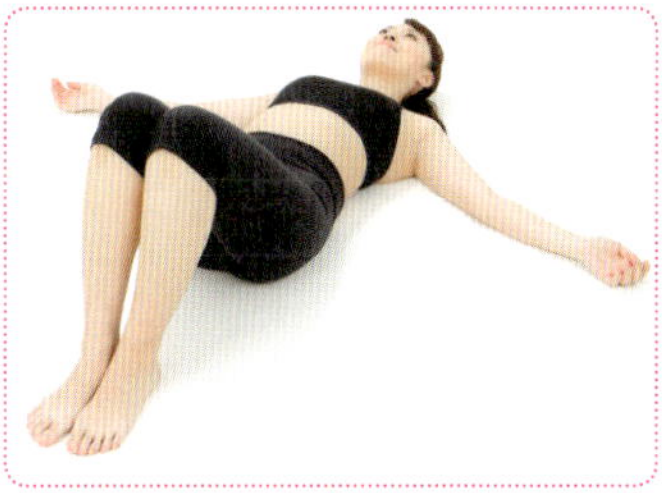

▲①仰向けに寝て脚をそろえ、両膝を直角に曲げて立てます。

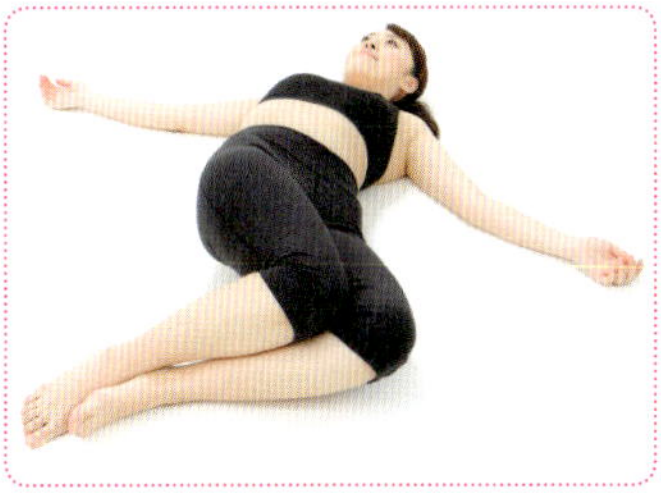

▲②両肩は床から離さずに、痛みを感じる手前まで左側に膝を倒します。

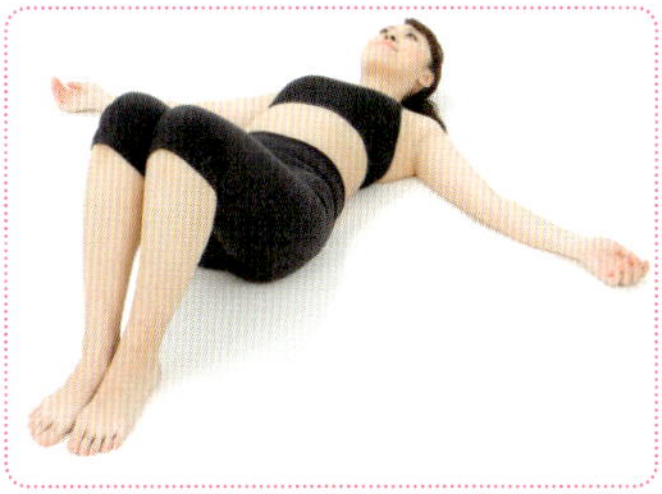

▲③そのまま動きを止めず、１秒かけて①の体勢に戻します。

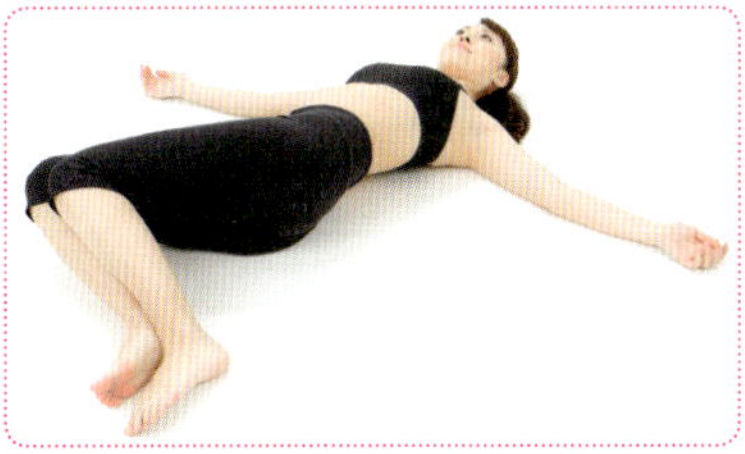

▲④そのまま動きを止めず、右側に膝を倒します。①～④を20セット行ないます。

C-4 腸骨のねじれを調整する準備②

腸骨のねじれを調整するための準備を、もうひとつご紹介します。

基本的にはC-3と同じ動きですが、足を開いて行なうところが異なります。

C-3を行なったあとに、両膝を90°に曲げたまま、足を肩幅に広げます。

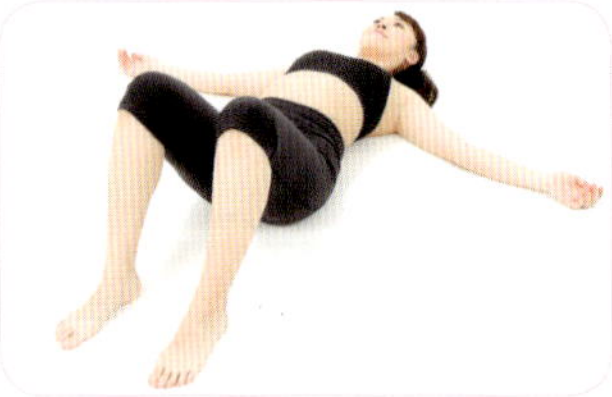

▲①足を肩幅程度に開き、両膝を直角に立てます。

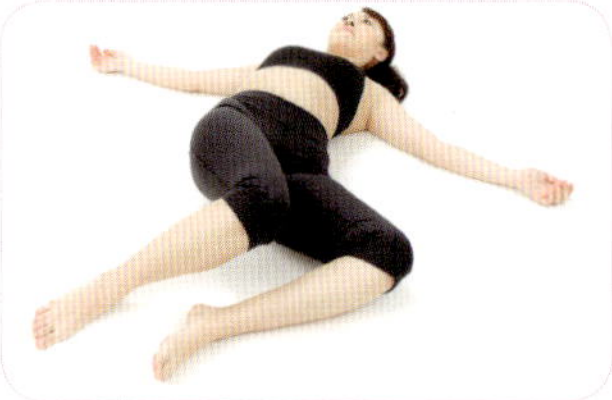

▲②両肩を床から離さずに、痛みを感じる手前まで左側に脚を倒します。

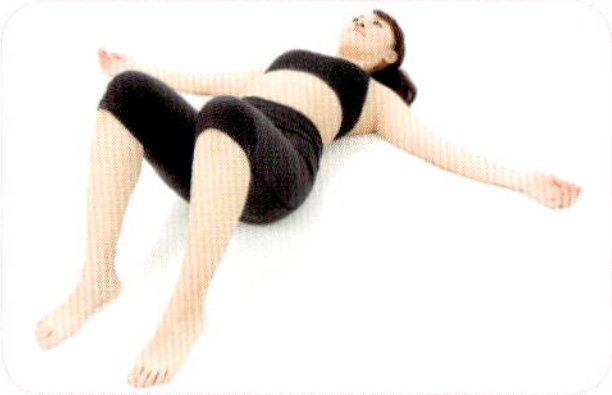

▲③そのまま動きを止めずに、①の体勢に戻します。

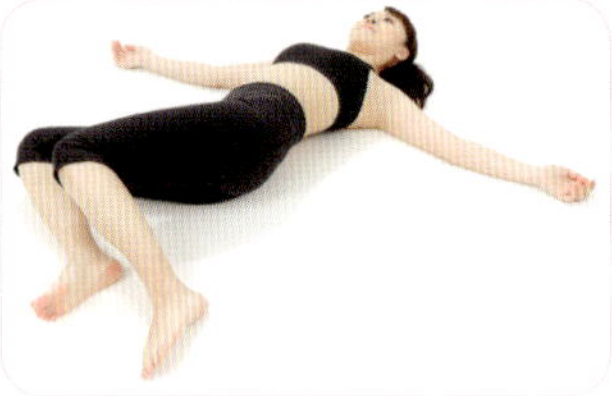

▲④そのまま動きを止めずに、右側に脚を倒します。①～④を20セット行ないます。

C-5 腸骨のねじれを調整する①

準備を終えたら、実際に腸骨のねじれを調整していきましょう。
痛むほうから行なうと効果的です。

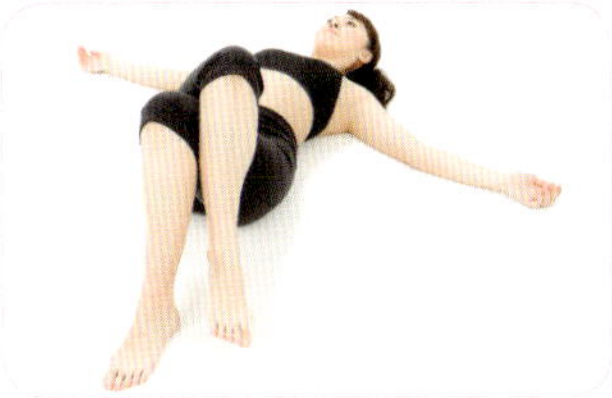

▲①腰の痛むほうの脚を下に、痛くないほうを上にして脚を組みます（写真の場合、痛むのは左脚）。

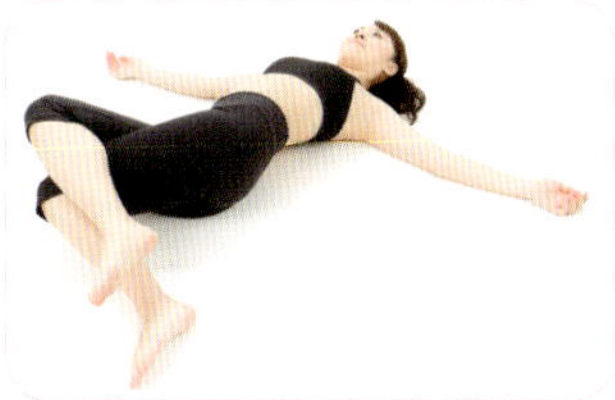

▲②両肩を床から離さずに、全身の力を抜いて、痛みが軽く我慢できる程度まで脚を倒し、30秒間止めます。

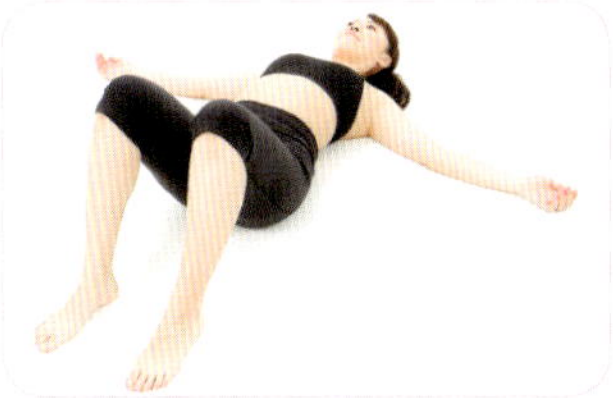

▲③30秒たったら脚を戻し、15秒休みます。

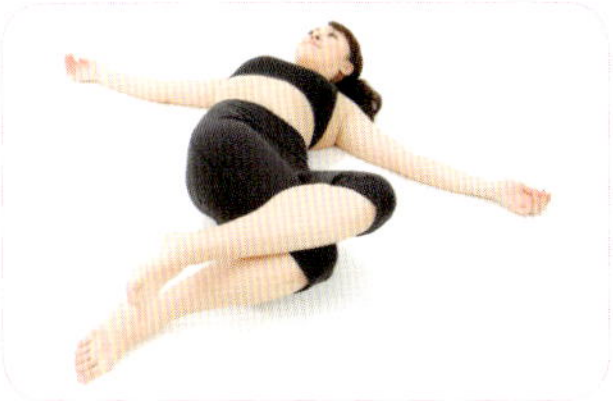

▲④反対側も同じように行ないます。①～④を３セット行ないます。

C-6 腸骨のねじれを調整する②

もうひとつ、腸骨のねじれを調整する方法をご紹介します。

仰向けになり、両肩、お尻を床につけ、脚を伸ばします。

腰が痛むほうの脚から始めます。

痛むほうの脚のくるぶし部分を、もう一方の膝の上にのせます。

全身の力を抜き、曲げたほうの膝を床につけるように倒します。床に膝はつかなくても大丈夫です。そのまま全身の力を抜き、30秒その姿勢を保ちます。

30秒たったら脚を伸ばし、15秒休みます。この動作を3回行ない、終わったら反対側も同じようにします。1日2回以上行なわないでください。

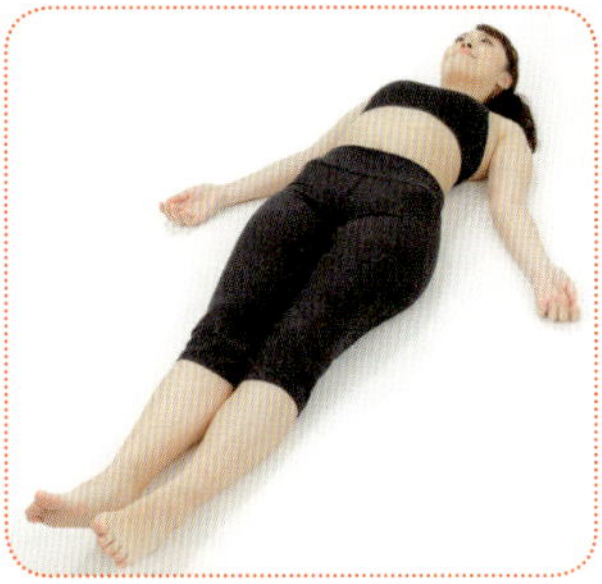

◀①仰向けになり、両肩、お尻を床につけ、脚を伸ばします。

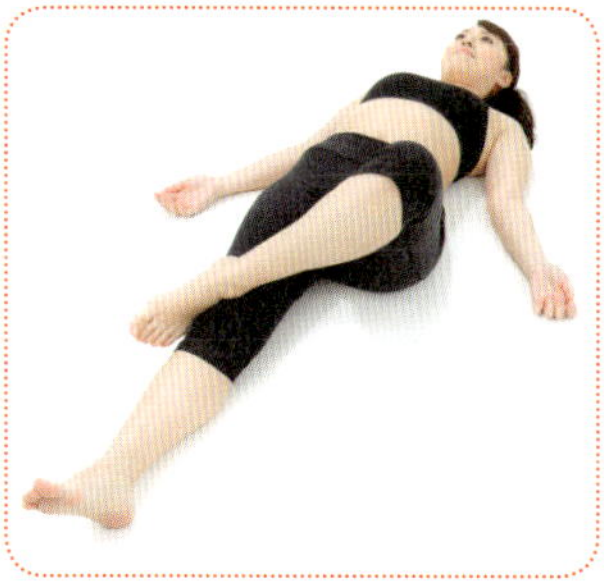

▶②痛むほうの脚のくるぶし部分を、反対側の脚の膝の上にのせます。

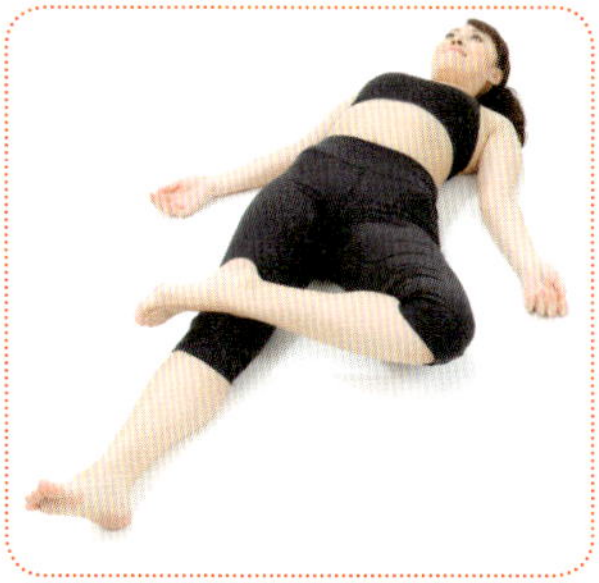

◀③そのまま力を抜いて、曲げた脚の膝を床につけるように倒します。膝は床につかなくても大丈夫です。そのまま全身の力を抜いて30秒その姿勢をキープします。

▶④30秒たったら脚を伸ばし、15秒間休みます。15秒たったら再度①から行ない、３回繰り返します。①～④を反対側の脚でも同様に行ないます。

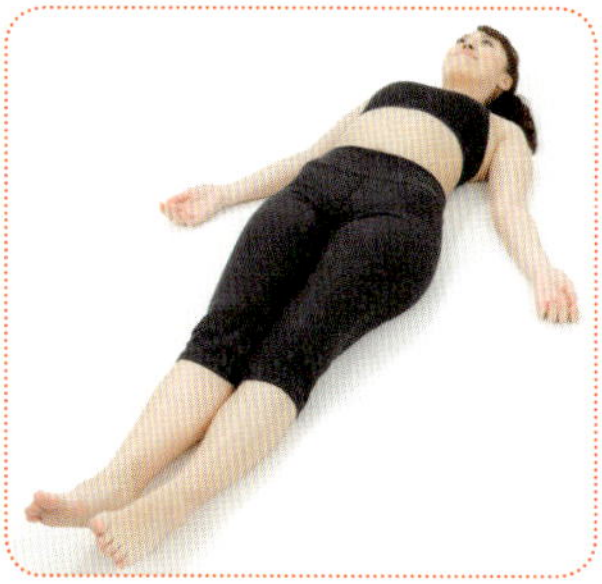

＊C-３からC-６を終えたら、仰向けになって改めて両足の開きを確認してみてください（P83のイラスト）。足の傾きが同じであれば、腸骨が正しい位置に戻ったということです。

Summary

まとめ

本章では、腰まわりの筋肉を軟らかくし、また、腸骨のズレとねじれを調整することで骨盤を正しい位置に戻し、腰全体の筋肉の緊張を和らげる方法をご紹介しました。

これら一連の緩消法をきちんと行なえば、腰からくる肩こりは解消されます。

慢性的な肩こりに悩まされている方は、腰の筋肉が硬くなっていないかチェックしてみましょう。ほとんどの方が自分の腰の筋肉が硬くなっていることに気づいていなかったことでしょう。

肩こりだけでなく、腰痛もあるという方は、特に慎重に、様子を見ながら行なってください。無理に回数を重ねることは禁物です。

また、腸骨のズレやねじれについても、一度で正しい位置に戻せなくても、1日に何度も行わないようにしてください。ズレやねじれが大きい場合、1回で戻らないことはよくあることです。その場合、次の日に同じことをやってみてください。日を重ねて行なっていくことで、少しずつ戻っていきます。

第6章

肩こりを「予防する」

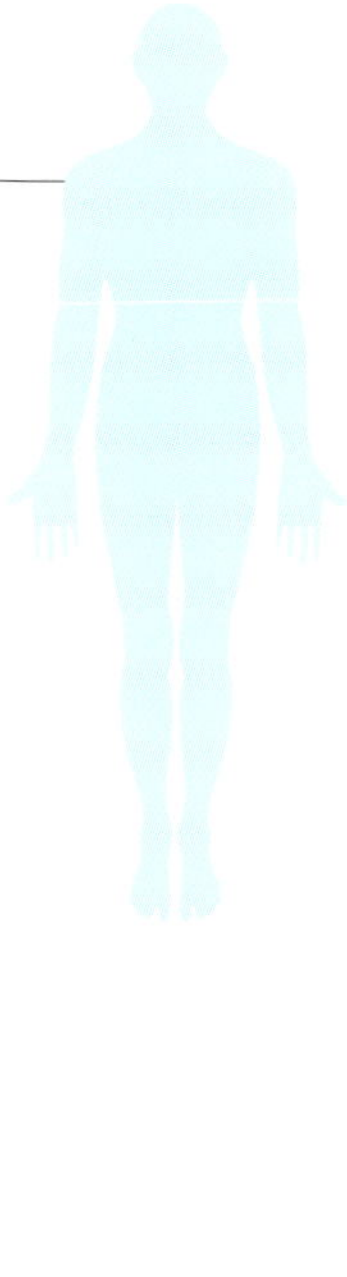

筋肉を緊張させないために

肩こりにならないためには、普段から肩・首の筋肉が緊張しないようにする必要があります。

第5章でもお伝えしたように、肩こりのほとんどは僧帽筋の緊張です。その奥にある棘上筋なども、僧帽筋を動かし、伸縮させないと、軟らかくなりません（図17）。

僧帽筋は、頭部を動かすこと、肩を動かすことで、伸縮します。

肩の筋肉が緊張している人は、肩まわりを普段の生活で動かしていないことが多いのです。

日中は、動きながらゆっくりと筋肉を伸ばす動的ストレッチを、就寝前は停止しながら筋肉を伸ばす静的ストレッチを行ない、肩まわりの筋肉を動かしていきましょう。

図17

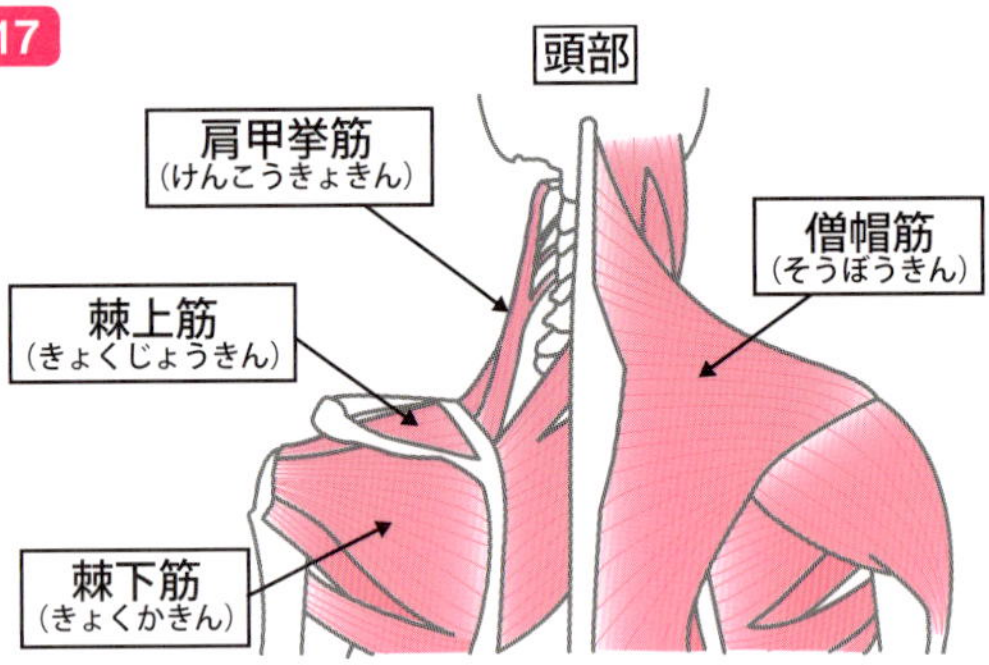

首をまわす

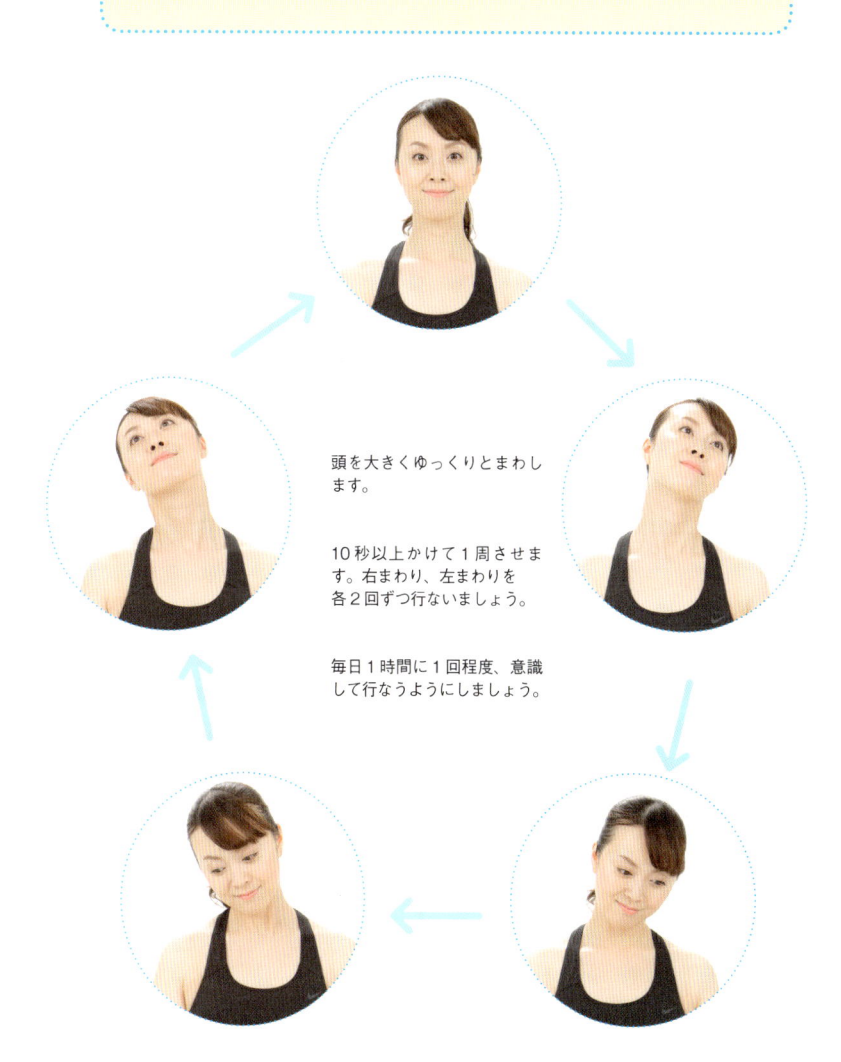

頭を大きくゆっくりとまわします。

10秒以上かけて１周させます。右まわり、左まわりを各２回ずつ行ないましょう。

毎日１時間に１回程度、意識して行なうようにしましょう。

腕をまわす

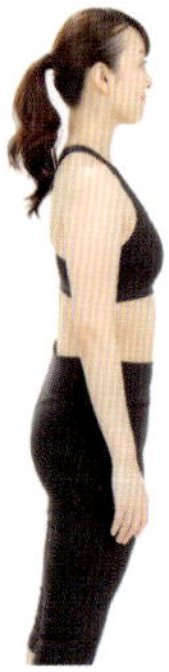

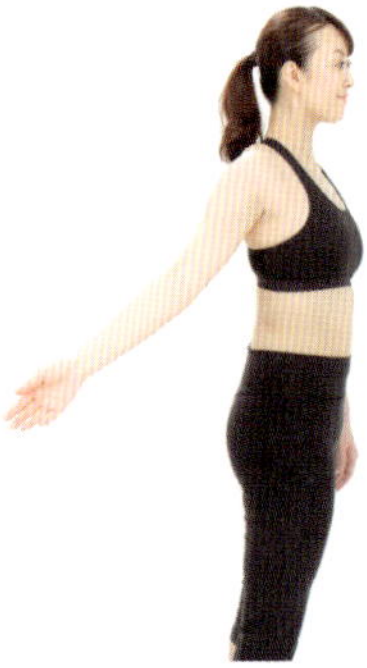

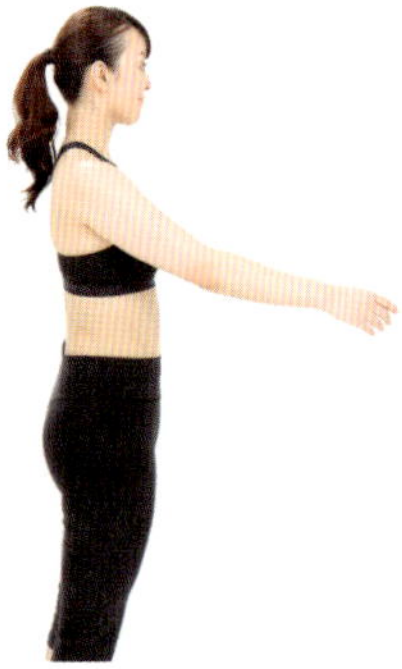

首と同じように、腕も大きくまわします。

1周10秒以上かけて2回まわします。

前から後ろから、各2回行ないましょう。

毎日1時間に1回程度行なってください。

予防ですから、P58と違い、指をあてる必要はありません。

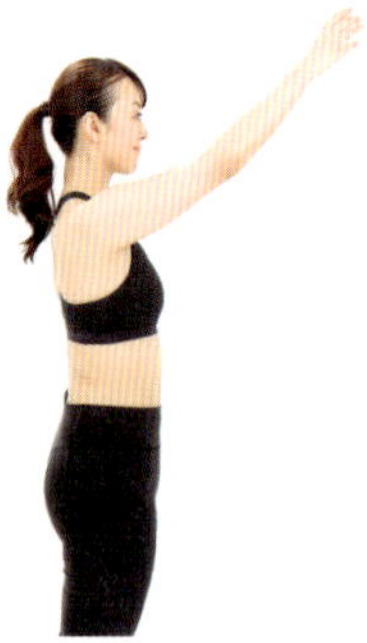

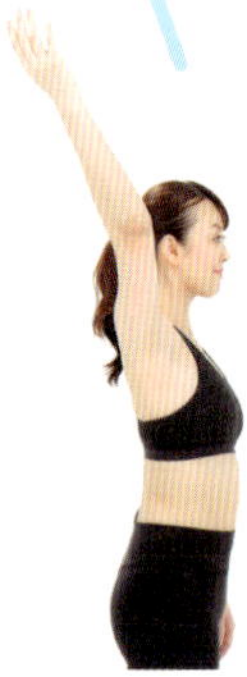

就寝前のストレッチ

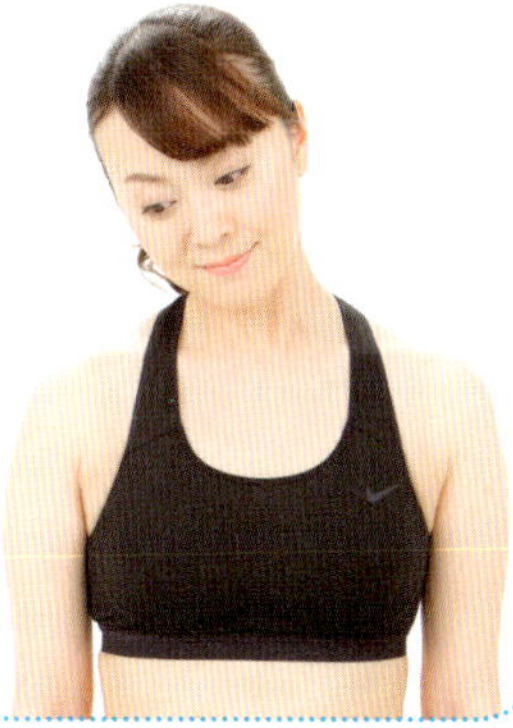

就寝前に、一度、頭をゆっくりと大きくまわしてみましょう。

そのとき、肩や首につっぱり感を覚えたほうに頭を傾けます。

たとえば、写真の方向に傾けて肩がつっぱる場合、この状態で2分以上停止させるのが理想です。

2分たったら、頭をまっすぐに戻します。

このとき、3秒以上時間をかけてゆっくり戻してください。

ゆっくり戻すことがポイントです。

Summary

まとめ

デスクワークなどでずっと同じ姿勢をとり続けていると、知らず知らずに筋肉は緊張しています。

肩・首の筋肉を大きく動かす（まわす）だけで、肩こりは予防できますので、日中の動的ストレッチは、1時間に1回程度、できるだけ行なうようにしてください。

意識して、動的ストレッチ、静的ストレッチを日常に取り入れることが肝心です。ストレッチが肩こりにいいとわかっていても、やらなければまったく意味はありません。

ゆっくりと肩をまわす、首をまわす、それだけでいいのです。

肩こりの予防のために、ぜひ意識して生活に取り入れてみてください。

第7章

「普段の生活」から歪みを治そう

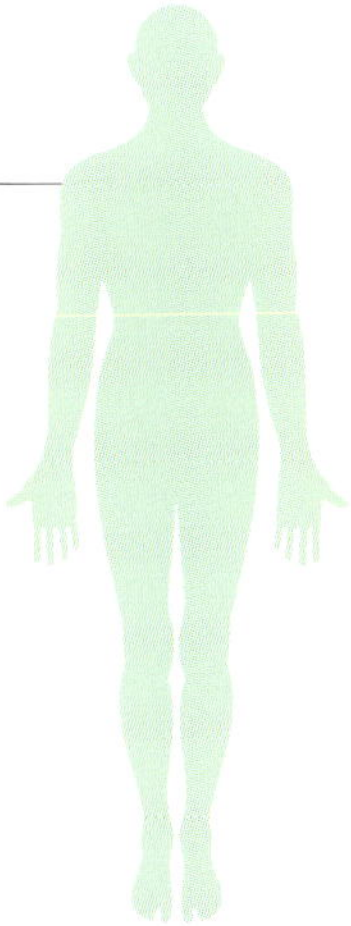

「左右のバランス」を整える

「左右のバランスがとれていれば、病気はしない」

腰痛に苦しんでいたとき、何かの本で私はこの言葉に出会いました。そして、自分の骨格が歪んでいて左右対称でないことが腰の筋肉の緊張を生んでいるのだろうと考え、**「今の歪みと逆のことを行なえば、左右対称になるかもしれない」と、体の歪みと逆の行動を意識して行ないました。**

今思えば幼稚な発想でしたが、それでも徐々に歪みは改善されていき、骨盤のねじれ、体のねじれも40日ほどで、なくなったのです。

骨格の歪みが大きい場合、緩消法の効果が表れにくいことがあります。その場合、自分の体の歪みと逆のことを行なっていけば、骨格の歪みは戻っていき、腰や肩の筋肉の緊張も解消されていきます。

この章では、普段の生活から、自分の体の歪みを、意識して調整する方法をお伝えします。

まずは「歪み」をチェックする

まず、自分の体がどちら側にどれだけ歪んでいるのかを見てみましょう。

①全身が映る鏡の前に立ちます。

②目を瞑《つむ》ります。

③30秒～1分くらいで、フラフラしてきたら目を開け、鏡に映っている姿を見てください（このとき、鏡に映った自分の姿を見た瞬間に、まっすぐ立とうと無意識に力が入りますので、力を抜くよう、心がけてください）。

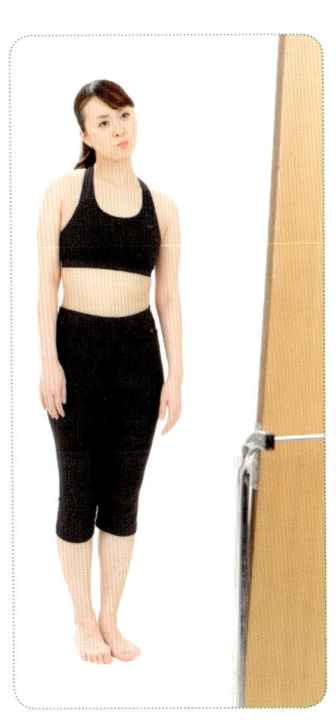

▲目を開いたとき、無理に力を入れず、自然体のままで見てください。体が歪んでいると、左右どちらかの肩が一方より下がっています。

「立ち方」に気をつける

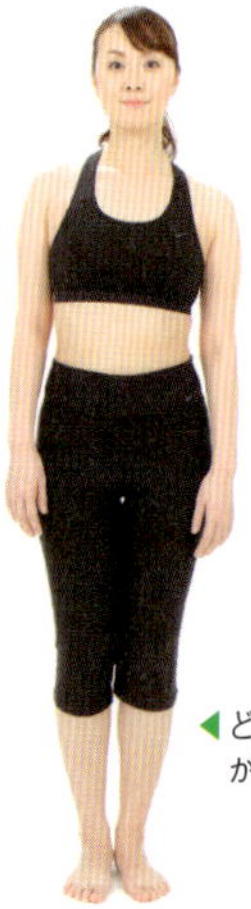

◀どちらか一方の肩（写真は左）が下がっている。

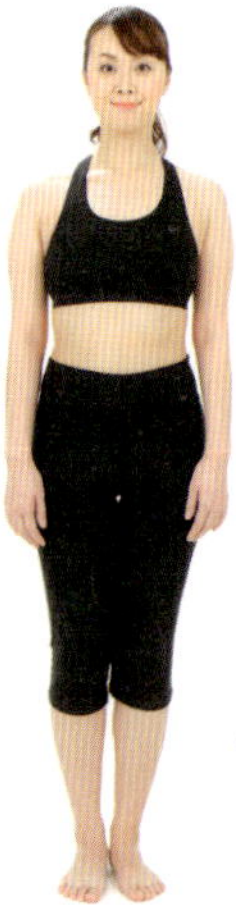

◀下がっているほうの肩（写真は左）を上げましょう。

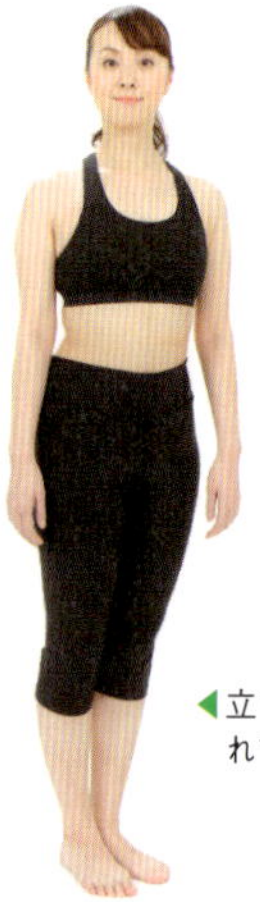

◀立ち姿がどちらか一方にねじれている（写真は右）。

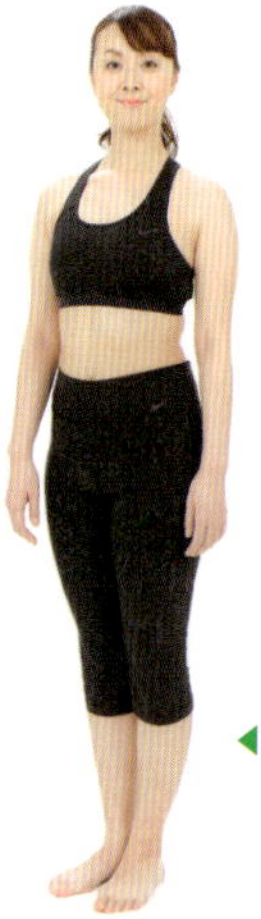

◀反対側にねじりましょう（写真は左）。

＊いずれも、左右対称になるまで意識して毎日行なってください。

「座り方」に気をつける

いつも右脚を上に組んでしまう場合。▶

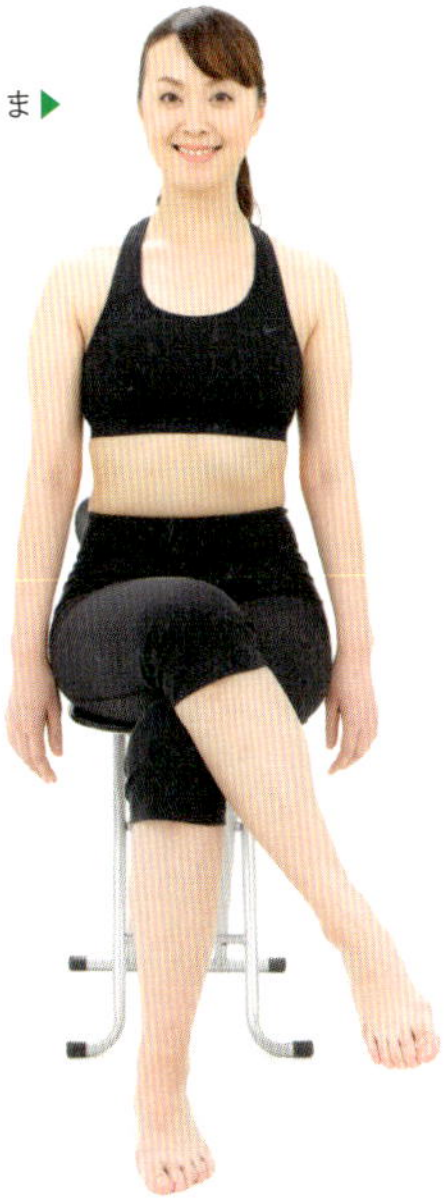

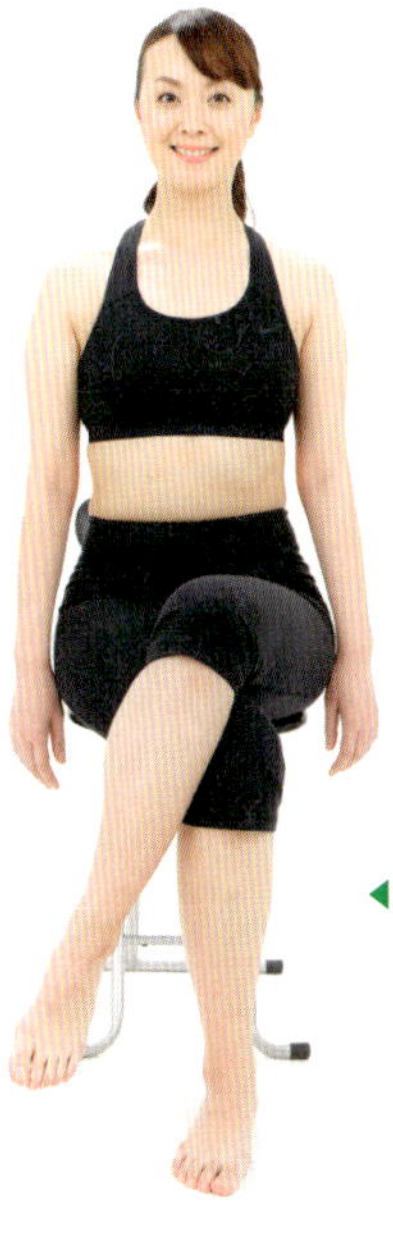

◀左脚を上にして組むように気をつけましょう。

＊基本的に脚は組まないほうが体は歪みません。

「かばんの持ち方」に気をつける

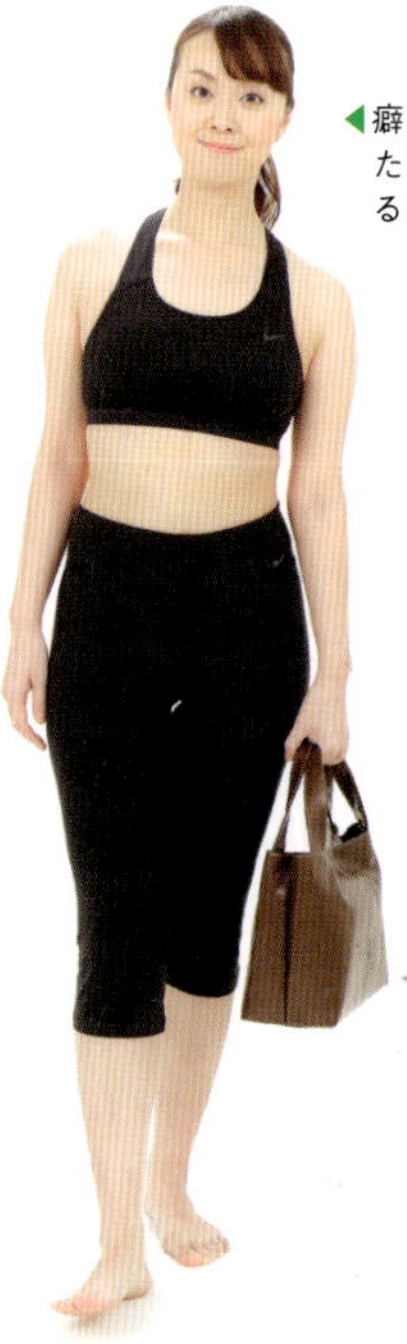

◀癖などで片側の肩にだけかけたり、片方の手で持ったりすることがある場合。

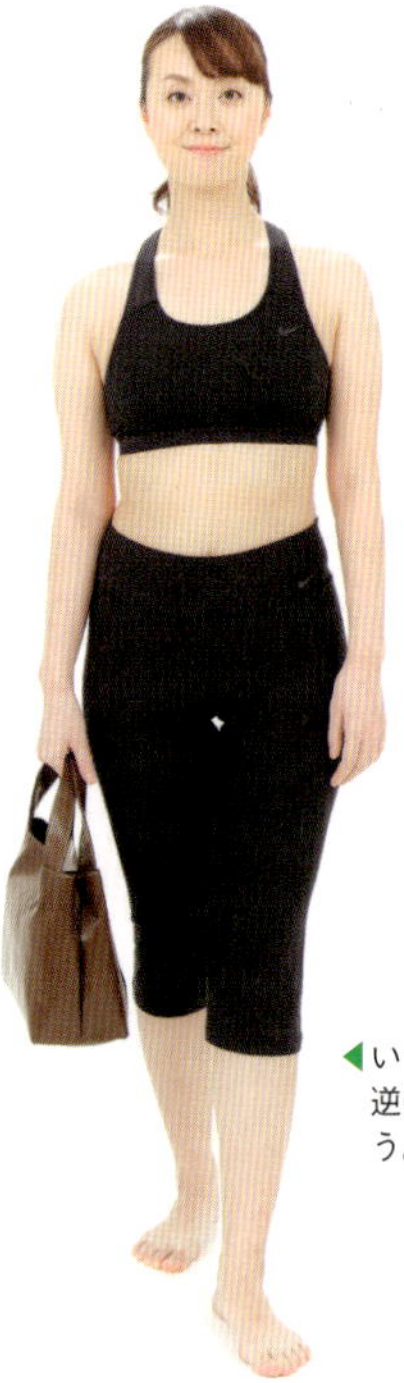

◀いつもと逆の肩にかけたり、逆の手で持つようにしましょう。

＊かばんは、リュックのような左右均等に力のかかるものが理想です。

おわりに

最後までお読みいただき、ありがとうございます。

本書を通して、ご自身の肩こりの原因が何なのか、肩の筋肉、腰の筋肉がどのような状態なのか、少しでもご理解いただけたなら幸いです。

覚えておいていただきたいことは、次の3つです。

①肩こりは、肩を動かさないために、肩まわりの筋肉が緊張して起こる。
②肩こりは、腰の筋肉が緊張し、肋骨周辺を下に引っ張るため、肋骨周辺の背中から肩にかけての筋肉がそれに耐えようと緊張して起こる。
③筋肉の緊張は、「動かしたために起こる」「動かさないために起こる」「体の歪みから起こる」。

これらを理解し、緩消法をきちんと行なっていただければ、筋肉はどんどん軟らかくなり、肩こりも解消されていきます。

腰痛緩消法はもともと、「腰痛で苦しむ患者さんたちを1人でも楽にしたい」という思いで、腰痛の方が自分で治せるようにと考案したものです。腰痛の原因がわかっても、その原因を取り除く方法がわかっても、自分で覚えて行なわない限り、腰痛は治りません。

肩こり解消法も同様です。

ですが、本書を読んで、すぐに正しくできて改善した!という方ばかりではないと思います。実際、自分の筋肉の状態がどうなのか、自分の指のあて方は果たして正しいのか、不安を感じながら行なっている方も多いことでしょう。

そういった方は、一度私が主宰している「腰痛アカデミー」に参加していただくと、不安が解消されると思います。

「腰痛アカデミー」では、より詳しいテキストで知識と理解を深めながら、私本人の指導のもと、緩消法を実践できます。

日本各地で個別サポートを開催し、1人ひとりに対応していますので、ぜひご活用ください（サポート会場に来られない方には、メール、スカイプ、電話で個別対応を行なっています）。

医療従事者には、緩消法の技術習得のためのセミナーを毎月2回以上行なっています。詳しくはホームページ（http://www.471203.com）からご確認ください。

電話での問い合わせも受け付けています。サポートセンター　03-3583-2747（9時から18時、水曜定休）。

最後になりましたが、これまでの研究や活動にご協力いただいた多くの方々、また、本書を手にとってくださった読者の方々に心より感謝いたします。

皆さんが少しでも早く肩こりの痛み・不快感から解き放たれ、清々しい毎日を送ることができるよう願っております。

坂戸孝志

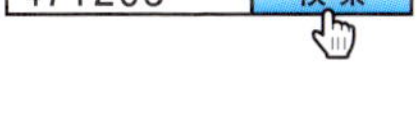

〈著者プロフィール〉

坂戸孝志（さかとたかし）

生理学博士、緩消法開発者、東京「痛みの専門院」院長、社団法人日本健康機構理事長、腰痛アカデミー主宰。

18歳のとき、工事現場の事故に遭い、長年激痛に苦しめられる。コルセットがないと動けない日々が14年間続き、おむつ生活も経験。

総合病院や整体などの民間治療を渡り歩くも、症状がますます悪化し、30歳のときには、ほとんど寝たきりになる（病院での診断名は、『椎間板ヘルニア』『脊柱管狭窄症』など）。

「誰にも治せない痛みは、自分で治すしかない」と決心、「どうやったら痛みが消えるか？」を考え抜き、医師・治療家から見放された重度の腰痛患者を3,000人以上研究し、腰、臀部、足の痛み・痺れの原因を突き止め、改善させることに成功、腰痛を自分で治す手法を開発する。

今ではスポーツも問題なくでき、講演で1日立ちっぱなしでも大丈夫なほどに回復。自分で実践し、回復した経験を生かして、病院から見放された腰痛患者や体の痛みを訴える方々が、自分の力で症状を改善するための学習会を全国で開催、指導を行なう。サポート体制も完備し、会員数は約1万人（2013年4月現在）。

編集協力／田坂苑子
モデル／野口径
撮影／武藤奈緒美
ヘアメイク／土田真紀
カバーデザイン／平塚兼右(PiDEZA Inc.)
本文デザイン・DTP／白石知美(株式会社システムタンク)

指1本で「肩こり」がスッキリ消える本

2013年4月24日　初版発行

著　者　坂戸孝志
発行者　太田　宏
発行所　フォレスト出版株式会社
〒162-0824 東京都新宿区揚場町2－18　白宝ビル5F
電話　03-5229-5750（営業）
　　　03-5229-5757（編集）
URL　http://www.forestpub.co.jp

印刷・製本　シナノ印刷株式会社

ISBN978-4-89451-561-1　Printed in Japan

FREE!

『指１本で「肩こり」がスッキリ消える本』

購入者限定！

無料プレゼント

本書で取り上げた今話題の「緩《かん》消《しょう》法《ほう》」がよくわかる動画ファイルをプレゼント！

今回の動画ファイルは本書をご購入いただいた方、限定の特典です。

※動画ファイルはホームページからダウンロードしていただくものであり、DVDなどをお送りするものではありません

※2013年4月中に、順次ダウンロードサイトのURLをメールにてご案内します

▼この無料動画ファイルを入手するにはこちらへアクセスしてください

今すぐアクセス

▼

http://www.forestpub.co.jp/katakori/

半角入力

【アクセス方法】 フォレスト出版 検索

★Yahoo!、googleなどの検索エンジンで「フォレスト出版」と検索

★フォレスト出版のホームページを開き、URLの後ろに「katakori」と半角で入力